Forever Young

永遠年輕? 永遠年青！

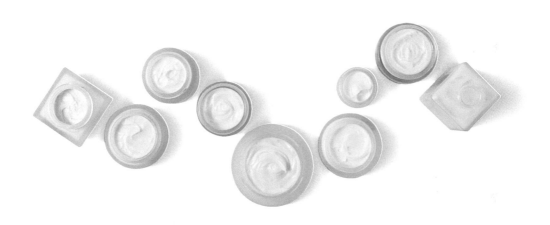

年輕的外表並不是美麗唯一的代名詞。

令人無法抗拒的魅力，來自於不經意流露的

自信、樂觀和滿足。

每一段年齡層各有其不同的風格，

關鍵在於自己看待生命的態度，以及適當而周全的自我照顧。

想要青春長駐，就必須拋開那些無意義的、負面的事事物物，

由內而外逐步蛻變。

請相信自己：

無論妳處於何種年齡，都可以掌握美麗，

永遠年青。

Text and design copyright © Carlton Books Limited 1997
Chinese language copyrights © 1997 by Cruise Publishing Co., Ltd.
Project Editors：Jane Laing, Liz Wheeler
Art Direction：Zoé Maggs
Design：Mary Ryan
Special Photography：Sue Atkinson
Picture Research：Rachel Leach
Production：Sarah Schuman
Printed and bound in Spain

1997年10月1日初版
發 行 人：許麗雯
社　　　長：陸以愷
總 編 輯：許麗雯
翻　　　譯：樸慧芳‧漢詮翻譯有限公司
主　　　編：楊文玄
編　　　輯：魯仲連
美術編輯：涂世坤
行銷執行：姚晉宇
門　　　市：楊伯江 朱慧娟
出版發行：縱橫文化事業股份有限公司
編 輯 部：台北縣新店市中正路566號6樓
電　　　話：（02）218-3835
傳　　　真：（02）218-3820
行政院新聞局出版事業登記證局版北市業字第734號

永遠年青
定價：395元
郵撥帳號：18949351縱橫文化事業股份有限公司

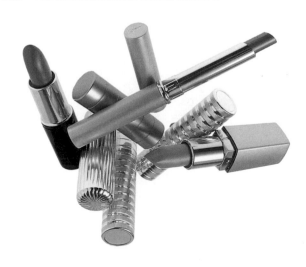

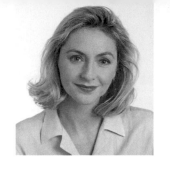

永 遠 年 青
Forever Young

絕 對 有 效 的 抗 老 秘 笈

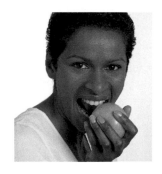

Vicci Bentley 著

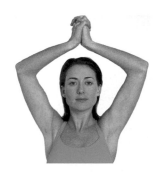

縱橫文化股份有限公司　出版

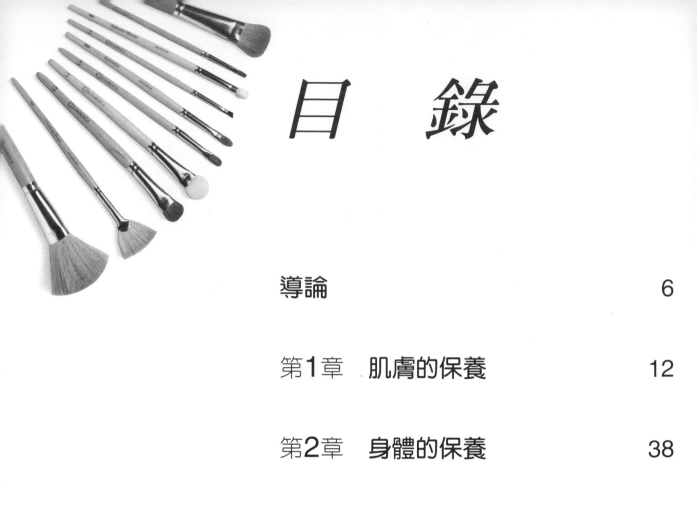

目　　錄

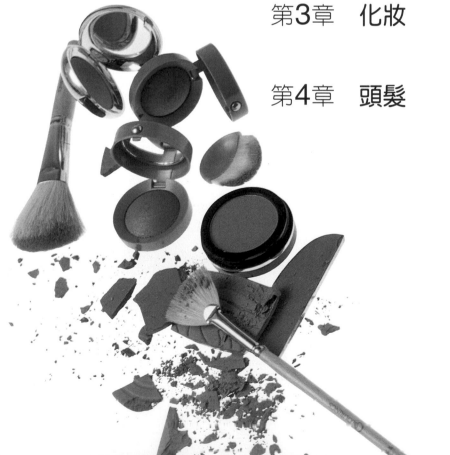

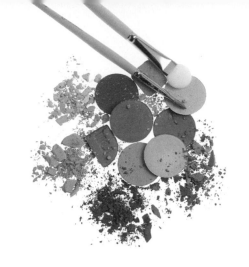

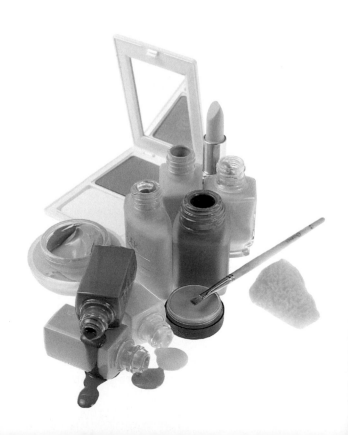

讓青春永駐

無論年齡多寡，妳都必須看起來神采飛揚、亮麗綽約、永遠年青。

根據美國社會學家南茜.佛萊德（Nancy Friday）的說法：「健康而美好的外表，與其說和努力保持年輕的容貌有關，倒不如說與如何看待生命的向度有關」。保持適當的身材與健康，對自己而言是一種投資，也是一種尊嚴的展現——積極地塑造自己應有的儀態，而非將外表當成是自己賴以維生的表徵。如果妳在年輕時，曾經投注許多時間去支持及培養伴侶和孩子，那麼中年以後，就應該去把握自我實現和自我成長的機會。就好像許多女人在她們較年長時，才能真正得到性的快樂，其道理是一樣的。

相信美麗的多樣性

美國社會學家，同時也是《美麗秘訣》一書的作者溫蒂.凱普姬（Wendy Chapkis）說：「女性的身體是一幅不斷變動的圖畫。從青春期開始浮現的乳房，到懷孕時圓鼓鼓的腹部，和成熟時豐腴的曲線，再到乳房切除手術後平坦的胸部，及老年時深刻的皺紋，我們的身體不斷地在改變，並且形成新的型態。所以只將美麗定義成靜止不變的『完美』，對於像女性這般多采多姿、多樣化的生命體，實在不是一個好的讚美。」

溫蒂.凱普姬對於今日加諸於女性身上，那種維持「完美」臉蛋及身材的壓力，有很強烈的反感。她舉了雖處中年，卻有健美皇后之稱的珍芳達為例。幾年前，珍芳達曾經透露了她在強迫進食症（compulsive eating）及嗜食焦慮症（bulimia nervosa）之間徬徨、對抗的日子。凱普姬表示：「在珍芳達嘗試想要維持永久的苗條和年輕美麗的過程中，她面臨了可能因饑餓而死（為了維持美貌），及控制體重（不想因吃得過多而顯出年齡漸增的臃腫效應）之間的抉擇。」對年齡增長的恐懼以及可能因此而對自己產生厭惡的心理，就是根源於這種「我要活著，但不要改變」的想法。

使自己看起來，感覺起來都美好的真正關鍵是：相信無論妳是什麼年紀都可以掌握美麗，以及相信年輕的外表並不是美麗的代名詞。抗老化的面霜並不能使時光倒流，或使你的容貌不隨時光流逝而改變。眾所週知，想用化妝品妝扮出少女般的臉龐，是不可能的事情。不過，對於會加速皮膚老化的環境傷害，化妝品的確是一個舒適的保護層，而且化妝品也能掩蓋掉一些因年齡增長而產生的明顯痕跡，進而提升你的自信心。對自己的外表越滿意，妳就越可能對自己產生信心，也越可能生活得更積極而快樂。

模特兒扮演一個積極樂觀的角色

心理學家們同意，模特兒在美麗的觀念上對女性產生重要的影響。在《美的力量》一書中，南茜.佛萊德說：「要相信女人的美麗既非僅限於年輕，也非侷限在傳統女性所扮演的角色上。而模特兒就是一個活生生的驗證。」很明顯地，在時裝界並非沒有三十或四十多歲的模特兒。唐娜.卡蘭（Donna Karan），這位身兼妻子、母親，及自稱「永遠以女性觀點為依歸」的設計師，便選擇了三十多歲的女演員戴咪.摩兒，做為她的「成熟的繆思女神」的象徵。而珍.保羅.高梯爾（Jean Paul Gaultier），也再度將白髮的安娜.帕洛斯基（Anna Pawloski，一個優秀的Jean Patou模特兒），塑造為伸展臺上的名人。在美麗的世界裡，這樣的例子很多：當露華濃簽下羅蘭.哈頓（Lauren Hutton）

「當我們的年紀越大，就越能拋開一些無意義的事物，以及負面的熱衷之物。我們漸漸的變成我們一直想成為的女人。」

《女人的價值》瑪莉安娜．威廉森
(MARIANNE WILLIAMSON) 著

及梅蘭尼．葛麗費斯(Melanie Griffith)時，她們分別是四十七歲及三十七歲；而在伊莎貝拉．羅賽里尼(Isabella Rossellini)進入蘭卡絲特(Lancaster)化妝品董事會之前，她是蘭蔻化妝品中年女性的代言人(當時她四十二歲)。妳可以在雅詩蘭黛(Estee Lauder)的廣告上看到46歲的黛爾．哈登(Dayle Haddon)的笑容。而凱薩琳．丹尼芙(Catherine Deneuve)在五十多歲時，仍然是YSL美女的代表。

這些成熟的模特兒與年輕模特兒之間，最大的差別是：其優雅的態度，以及自然流露的智慧與自信。她們的形象有一種超越對立的寧靜。

當然，在優秀

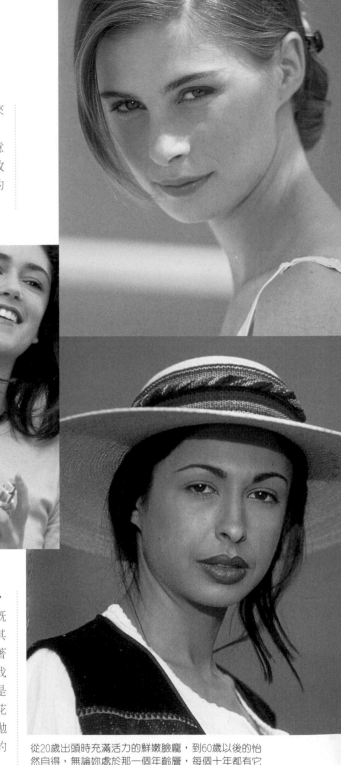

的攝影技術及修飾部門幫的一點小忙之下，她們看起來自有一種年輕者所無的成熟之美。

不過，她們最令人無法抗拒的魅力，是來自於不經意流露的，對自己的外表感到快樂和滿意的感覺。她們放鬆了自己的身心，並接受自己現在的樣子；而「現在的樣子」，讓她們充滿自信。

保持樂觀積極的態度

英國心理學家，也是《樂觀積極的女人》一書的作者蓋爾.林登菲爾德(Gayle Lindenfield)提出：對年齡懷著沮喪心情的人，和散發著自信、美麗感覺的人之間，最重要的差別在於看待生命的態度。她說：「如果妳的態度是樂觀積極的，就會更有能力及勇氣，去應付任何可能加諸於自己生理上的轉變及限制。」專家們估計，有超過百分之九十與年齡有關的疾病，並非無法避免，事實上，大部份的疾病都是由於營養及運動不足所引起。

瑪莉安.威廉森在她的暢銷書《女人的價值》一書中，對此有最清楚的闡述：「我們年輕，我們年老，我們既不年輕又不年老，我們既年老又年輕。每個年齡都有其美麗的禮物、其獨特的歡樂、寂寞與悲傷。讓我們隨著年齡增長而變得更美麗。更重要的是，讓我們不要為我們的年齡感到羞愧。年輕不是貴重的獎賞，年老也不是悲悽的追悔。要說有什麼區別的話，那麼年輕就像花蕾，年老就是花開之時。當我們的年紀越大，就越能拋開一些無謂的堅持，以及年輕時熱衷追求卻毫無意義的事物。漸漸的蛻變成我們一直想成為的真正女人。」

《永遠年青》這本書臚列了許多實用的建議，告訴大家：不論身處那個年齡層，該如何去充份展現妳的容顏，以及如何以運動、營養、降低壓力的技巧，有效地

從20歲出頭時充滿活力的鮮嫩臉龐，到60歲以後的怡然自得，無論妳處於那一個年齡層，每個十年都有它獨特的、應有的魅力。

使用營養品來補充、維持健康的身心。這樣可以使妳開始懂得欣賞自己，進而成為有自信且充滿魅力的女人。

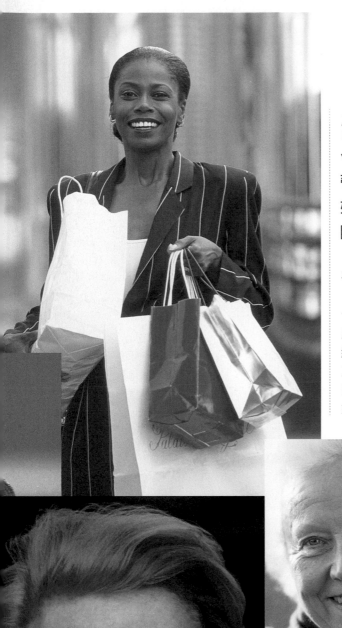

迎接黃金時段

帶著我們預先為每個十年做好的計畫，共同慶祝即將來臨的改變

妳的30歲

在這十年之中，你將發現年齡增長的第一個跡象。三十多歲的妳，骨骼架構會明顯的改變，因為皮膚失去了應有的豐腴。這是由於膠原蛋白(collagen)及彈力蛋白纖維(elastin fibres)開始減降低功能所致。一些斑點及成人面皰也因壓力、懷孕、避孕及生育藥品的使用而出現。魚尾紋、微笑及皺眉時的細紋開始浮現在臉上。妳必須開始用溫和的泡沫清潔液及含抗氧化因子、不含油脂的防紫外線滋潤保濕乳液，以及輕質的眼霜，來幫助自己對抗進一步的皮膚損害。每週使用兩次含果酸(AHA)以及可以撕下來的面膜，可以有效除去毛細孔的殘餘污垢及老化的角質細胞。

做一些臉部運動可以保持皮膚的健康。使用淡反光、不含油脂的粉底；將腮紅塗佈於兩腮及眉骨上；在眼瞼中心及眉骨施加一些淡反光的眼影。使用眼部化妝品時，切記要嘗試調和、創造出柔和而朦朧的美感，並且要避開強烈的色彩及明顯、黑色的線條。小心地畫出嘴唇的輪廓，或者在唇上塗上一些固定口紅的調和乳，可以避免唇緣的口紅暈散開來。試著使用一些植物性、容易洗掉的染髮劑來掩蓋零星的白髮；使用溫和而且可以經常使用的洗髮精以及輕質的、不含油脂的潤髮乳來改善髮質。

●有氧運動，如階梯運動及心臟體操(cardiogym)，可以增加心血管的活動、保持肌肉的強健及耐力。而瑜珈對於疏解壓力有極佳的效果。

「現在,在這個智慧的年齡,該是將生命掌握於手中,形之、塑之,使它變為我們想要的樣子之時了」

《美的力量》
南茜.佛萊德

●如果妳正在吃避孕藥的話,要記得服用一些 B 群維他命。維他命C則有助於膠原蛋白的生成及鐵質的吸收。這時妳也必須開始補充鈣質,並確定妳吸收了足夠的必需脂肪酸(EFA)。

妳的40歲

決定妳如何老化的遺傳因子,在這個年齡層開始產生作用。持續累積的陽光傷害加深了皺眉、微笑及魚尾紋。眼袋及下顎周圍的肌膚開始鬆弛,圍繞在頸部的環紋以及健康的膚質明顯地改變。油脂腺擴大了,而T型地帶的毛細孔也開始膨脹。油性的臉部中心可能會變得更明顯。這時用面膜來保養肌膚是一項重要的例行工作;每天早晚可以使用含有果酸的滋潤保濕乳液,在問題較多的地方直接塗抹。將強化眼霜直接塗抹在眼睛四周,或用敷布,都可以消除眼袋及黑眼圈。面膜將成為使妳看起來明亮開朗的最佳伙伴。溫和的泡沫乳液仍是最好的清潔用品,收斂水則只能使用在臉部中心。

選用半悶光的(demi-matt)淡色粉底霜,塗在臉部中心。將腮紅塗在臉頰、顴骨上,以及沿者顴骨、髮緣及下顎線周圍的部份。應使用中性的眼部化妝品、低色調的眼影;睫毛周圍描上簡單的輪廓,絕不要刻意畫出明顯的線條。選用暖色調的淡棕色、黃檀木色及珊瑚色調的保濕口紅。試著由長髮改變為短髮;用慕絲讓頭髮看起來更多,並以搓乾頭髮的方式讓妳的髮型看起來更自然而有質感。使用溫和而且可以經常使用的保溼洗髮精。滲入型的護髮乳可以保養染過的頭髮。

●採用能維持耐力及彈性的運動,有氧運動及瑜珈是理想的組合。重量訓練則有助於維持骨骼的密度,並有助於強化問題較多的部位及減少斑點。

●對現階段的骨骼保養來說,鈣質的補充是相當重要的。必需脂肪酸在增強吸收力方面很有幫助;鎂則有助於平衡沮喪的心情;抗氧化的維他命A、C、E,可以預防像心臟病及癌症等與年齡增長有關的疾病。

妳的50歲

在這個階段會出現非常明確的老化跡象。因膠原蛋白及彈力蛋白的生成急劇減緩,皮膚組織的堅韌度因而降低,皮膚開始鬆弛而變薄。此時,老年斑可能會因黑色素的凝結,形成不均勻的色塊而出現。在停經期,荷爾蒙的波動會使面皰突然增加,大部份的皮膚也開始有脫水現象,因而突顯了皺紋及表皮的粗糙。不過據研究顯示,賀爾蒙替代療法(HRT)能使停經期之後膠原蛋白的衰退減到最少,並刺激皮膚產生保濕效果的玻尿酸。

這時,妳必須更小心地呵護自己。白天時要記得使用含有彈力蛋白因子的防曬隔離霜,及抗氧化成份的滋潤保濕乳液。夜間則須使用含有果酸的乳液,以促進皮膚新陳代謝,並有助於使滋潤保濕成份有效地滲透、吸收。血清乳液(serums)有助於治療較明顯的細紋及皺紋,這時仍可使用柔和的泡沫清潔液,以增進血液循環及老化細胞的剝落。如果在洗臉以後皮膚感到緊繃,則應改用其他較溫和的清潔乳液,然後再用清水沖洗或毛巾擦拭。充份且經常地潤濕頸部及手部;在美容院中,選用恢復活力的、緊膚的或深層保濕的護髮用品。

使用含乳脂的、淡反光的粉底,及深膚色或淡珊瑚色的腮紅;淺棕色、半透明的眼影可以讓眼睛看起來炯炯有神;在下睫毛部位用少量的淺棕色眼影,鉤勒眼睛的輪廓,並選用咖啡色的睫毛膏。以中性的唇筆為漸薄的嘴唇畫上輪廓,稍稍加大原來的唇緣,再使用自然而淺色的口紅。蓬鬆的半捲髮讓逐漸稀薄的頭髮看起來多而且有彈性。適當的使用慕絲也能使頭髮看起來較多,但假使妳的頭皮是乾性的,則會產生許多頭皮屑;要克服這個煩惱,可以在洗完頭髮,或在兩次洗髮之間,使用特殊的調理用品塗抹在頭皮上。噴霧式的亮麗髮雕,可使白髮散發出動人的光澤。

●進行衝擊性較小的運動,如游泳或太極拳,可使肌肉強健並增進協調性。瑜珈可以維持彈性並促進身心的鬆弛。快步行走及跳舞可以維持心血管的活動。溫和的重量訓練也可維持骨骼的密度。

●如果這時妳正在服用賀爾蒙的話,應補充一些B群維他命。抗氧化的維他命A、C、E有助於預防癌症、心臟病、白內障及關節炎的產生。此外,維他命C有助於膠原蛋白的生成及一般皮膚的保健;維他命E也能增進皮膚的保濕功能。必需脂肪酸能夠減輕更年期時的潮熱、陰道的乾燥及夜汗,並保護心臟不受膽固醇的傷害。

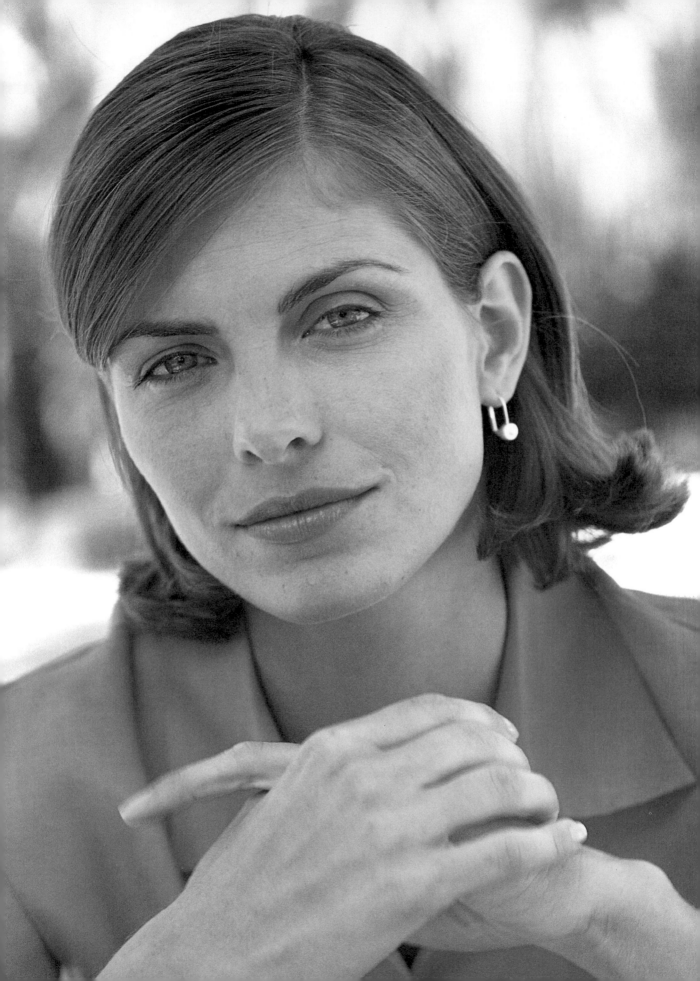

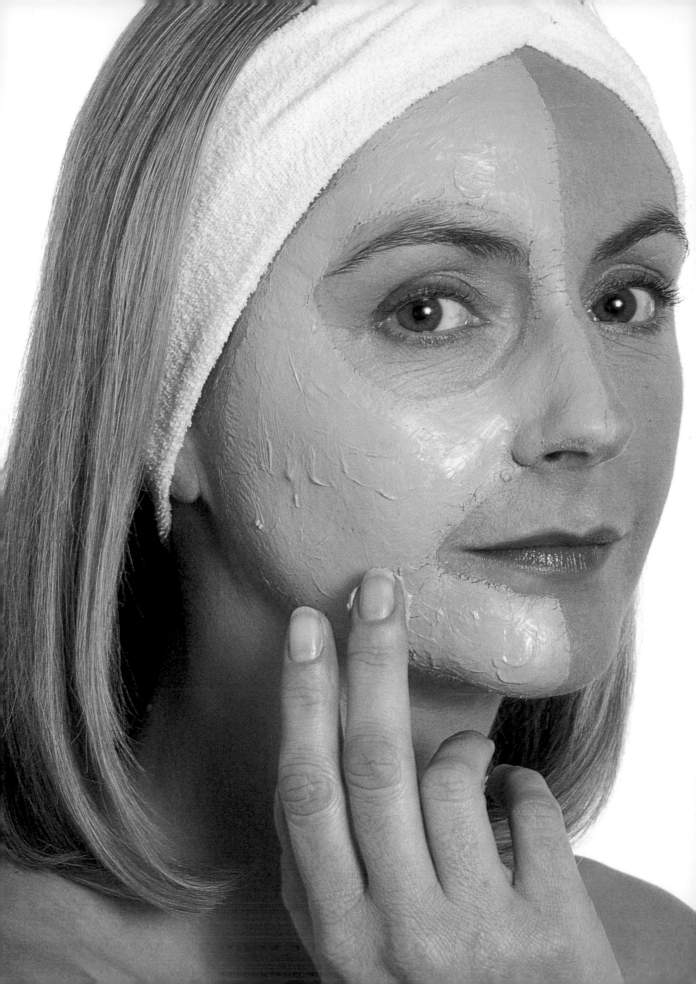

第 1 章

肌 膚 的 保 養

通常從皮膚上，我們可以很精確地看出一個人的健康狀況和年齡。雖然年輕時的皮膚擁有足夠的彈性，能承受外在環境的摧殘與折磨，但成熟後的皮膚卻極易受到健康、飲食、運動及睡眠習慣所影響，而顯現出歲月的痕跡。皮膚的功能並非僅止於美觀的外在包裝而已，它不只扮演著促進體內反應的重要角色，同時更能保護人體不受外界環境的傷害——而外界環境就是皮膚老化的重要因素。

皮膚的構造
瞭解並保護人體的外包裝

我們可以把皮膚想像成三層結構的三明治。最外層稱為角質層，由成份為角化蛋白的扁平細胞所構成，這些細胞像鱗片一樣互相重疊，且由脂質連結在一起——脂質就是皮膚的天然油脂；雖然這層皮膚的構造主要是老死細胞，但是這層具防禦作用的「金屬鎧甲」卻是維持皮膚健康的必備條件。這層角化、具抗水性的細胞，構成了一道防止皮膚深層水份流失的防護網，同時抵禦具有潛在危險性的外界環境。而由植物混合製成的配方，能賦予皮膚抗菌的特性，使它避免受到感染。最表面的角質層與其下的活細胞層之間，受到一層薄膜的阻隔——這就是表皮層。

表皮具有兩項功能：一為補充角質層的細胞，同時吸收水份、保持滋潤，使皮膚柔軟、細緻。細胞從表皮的底層發育、分離，然後移動至表層，逐漸地成熟、老化、扁平，最後變成角質層的老死鱗狀細胞。對健康的皮膚而言，上述的細胞代謝過程大約需要二十八天。而皮膚每天都會經歷兩次的成長過程，一次在一大早，另一次則較緩和，是在午後時分。此時賦予生命活力的荷爾蒙皮質醇生成速率最慢，而人體的新陳代謝功能也正要展開。新細胞抵達皮膚的外層，推離老死的角化細胞，於是角質層也慢慢地自行更新。角質層和表皮層均位於皮膚的外層，重要性極高，但所佔比例其實很小。接著就是皮膚的最底層，也就是真皮層。

表層之下

緊連在表皮底下的是真皮層——亦即皮膚的最底層。在這裡，平行的膠原蛋白束和彈力蛋白束形成了皮膚基底的支撐組織；這些蛋白質也操控著皮膚的緊緻、豐潤與彈性。分佈在真皮層內的尚有神經網路與極為密集的血管或毛細管。這些血管供給細胞必需的養份，同時賦予皮膚玫瑰般的紅潤光澤。這些毛細管的強韌度和接近表面的程度，決定著皮膚老化之後「微血管破裂」的可能性。

毛囊根植於真皮層中，連接著許多神經和血管。更接近表皮底層的是皮脂腺，其功能為補充每一根毛髮所需的潤澤油（請參照第四章關於毛髮更詳細的資料）。這種油質，或稱為皮脂，可一路

流向毛囊，然後溢出皮膚表面。皮脂中含有四十多種酸質和醇類，構成了所謂的「皮膚酸質層」的保護膜，強化了角質層的防禦屏障功能，並防止水份流失與感染。為了維持抗菌的作用，酸質層的酸鹼值必須保持在4至6之間。鹼質洗面乳及某些清潔液會干擾酸鹼值的平衡，使皮膚容易乾燥並受到感染。皮脂分泌過度也會引發許多問題（參照第29頁油性皮膚的建議）。

汗腺位於真皮層，末端為皮膚表面的毛孔或導管。排汗是人體控制體溫的主要方法之一：體溫昇高時，皮膚上就會分泌較多的汗液；當汗液蒸散時，皮膚會感到較為涼爽。除了水份外，汗液中的其他成份，如礦物質、廢棄物與荷爾蒙，均視身體的不同部位而有變化。腋窩及腹股溝所分泌的汗液中，就混合了大量的荷爾蒙，使汗水在與皮膚上的細菌接觸之後，就會發散出獨特的味道。

真皮層還具有另一項體溫調節的功能。當體溫過高時，靠近皮膚表面的微小毛細血管就會擴張，使體表的血液量增加，而促使血液散熱。

當外界溫度明顯降低時，毛細血管就會收縮，使血液離開低溫的皮膚表面，而流入較溫暖的身體中心。於是，當妳感覺很冷時，臉色就會轉為蒼白；而在健

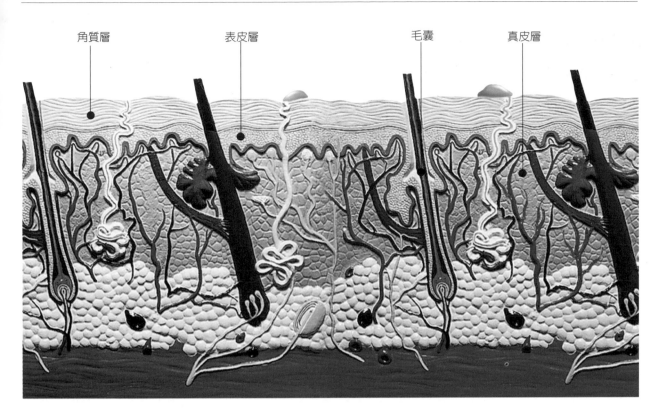

角質層　　　　表皮層　　　　　　毛囊　　　　真皮層

身房内運動之後，就會變得滿臉通紅——這就顯示了身體系統正在有效地運作。

　　在真皮層底下的是皮下脂肪層，貫穿著靜脈與動脈。此層具有隔熱作用，可保持皮下組織的溫度，並且在脂肪攝取量過少時，即時提供身體所需的熱量。女性的皮下脂肪層較男性為厚，但也較有可能形成蜂窩組織（參照第64頁）。

感覺與敏感度

　　真皮層內佈滿了微細的觸覺神經——包含了輕壓、重壓、熱、冷及疼痛等觸覺。觸覺神經分成許多種，各自負責分辨一種觸覺，且每種都位於真皮層的不同深度裡。

皮膚老化時會如何？

　　與人體內的其他組織一樣，皮膚也會隨年齡的增長，逐漸喪失年輕的外觀與功能。到了三十出頭，皮膚的老化徵兆就逐漸開始了。

● 真皮層的改變會反映在皮膚表面。膠原蛋白和彈力蛋白的生成速率減緩，因此皮膚會變得較薄，並且失去豐潤、緊緻與彈性。由於膠原蛋白束的結構變得較不均勻，故皮膚的基底也開始崩壞，而皮膚表面將出現深層紋路、皺紋和鬆垮的皮膚質地。

● 遲滯的血液循環會導致蒼白的外觀。養份攝取不足的細胞會變得缺乏活力，細胞代謝的過程也會減緩50％，也就是說，老死細胞停留在皮膚表層的時間將會延長。

● 皮膚表面囤積了多餘的細胞，就表示屏障的功能衰退。此外，荷爾蒙分泌失調也會導致皮脂分泌的減少，於是皮膚表面就會變得較為粗糙、乾燥，而防止底層水份流失的能力也會降低。

● 長期的水份流失，意味著細胞面臨脫水的危險，皮膚也會失去原本的豐潤。乾燥的皮膚防禦性較弱，外界環境的有害因素就會對皮膚造成更大的傷害。

● 有效的皮膚保養，事實上無法明顯減緩自然的老化過程，但卻能降低傷害的程度，並改善皮膚的外觀。

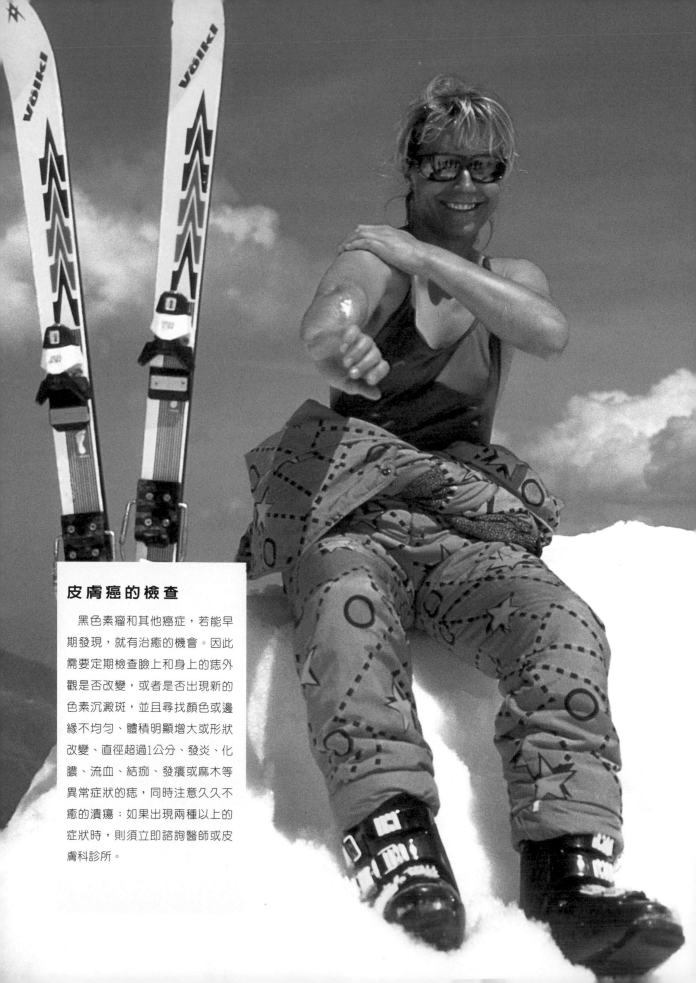

皮膚癌的檢查

　　黑色素瘤和其他癌症，若能早期發現，就有治癒的機會。因此需要定期檢查臉上和身上的痣外觀是否改變，或者是否出現新的色素沉澱斑，並且尋找顏色或邊緣不均勻、體積明顯增大或形狀改變、直徑超過1公分、發炎、化膿、流血、結痂、發癢或麻木等異常症狀的痣，同時注意久久不癒的潰瘍；如果出現兩種以上的症狀時，則須立即諮詢醫師或皮膚科診所。

保護皮膚
保 護 皮 膚 的 應 有 認 知

皮膚是對抗外界傷害的第一道防線。日常生活中，皮膚受創在所難免，但若能未雨綢繆，即可減輕傷害的程度。

我們每天均處於外界有害的環境中。無可否認地，環境因素會逐漸使皮膚受損。空調或中央暖氣設備所造成的乾燥空氣，會導致皮膚水份流失，使皮膚表面變得乾燥、緊繃，且造成潛在的過敏特質。而外界還有更可怕的危險在等妳：冷風會造成皮膚的缺水及壓力，尤其在溫度驟變的情況下——直接從溫暖的房間內進入寒冷的空氣中，會使皮膚無暇調整體溫和血液循環的狀況。大氣污染會引發皮膚內自由基的活動，而造成更嚴重的傷害——自由基是皮膚內部的有害分子。

自由基是隨機產生的過度氧化分子，隨著血液的流動，隨時準備消滅虛弱、病變的細胞。它們是體內的「清潔大隊」，在自然的組織代謝過程中扮演著關鍵性的角色，但卻也具有高度的可激發性。煙霧、車輛廢氣和陽光，均會引發自由基的活躍。

自由基會氧化皮膚細胞間與皮膚表面的脂質。為了中和這種傷害，皮膚會釋放出一種化學物質，也就是抗炎性的interleukin-II。然而在皮膚嘗試中和自由基的過程中，細胞本身反而成了犧牲者。皮膚保養霜中的抗毒成份，有助於對抗外界環境的傷害（參照第20頁），但避免皮膚細胞受到不必要破壞的最佳方法，就是儘量減少皮膚直接曝露在污染與陽光下的機會。

陽光——耀眼的危險源

皮膚顏色端視自然的棕色色素沉澱而定，我們稱之為「黑色素」。黑色素是由黑素細胞所製造；黑素細胞位於真皮細胞的間隙內。各種皮膚（從北歐的蒼白到伊索比亞的赤褐色）均含有等量的黑素細胞，但某些種類皮膚中的黑素細胞卻可分泌較多的黑色素。

黑素細胞的功能在於扮演天然濾光劑的角色，吸收並過濾紫外線，不讓這些有害光線深入真皮中造成破壞。而陽光會刺激黑素細胞製造黑色素，以抵擋紫外

陽光傷害：這對雙胞胎在拍照接受研究時，年齡均為71歲，其中一位（圖左）喜愛曬太陽，另一位（圖右）則不喜歡曬太陽，二者的差別明顯可見。

線。如此一來，最接近赤道的民族，黑素細胞分泌黑色素的效率最高，而北歐民族則反之，因此受陽光傷害的危險性也最高。雀斑代表黑色素的分佈不均勻，對紫外線傷害的抵禦能力較差。

將皮膚曬成褐色值得嗎？

雖然適度的陽光能促進皮膚合成維他命D，但過量曝曬卻是皮膚健康的大敵。據皮膚科醫師估計，80%的細紋、皺紋、鬆垮下垂與粗糙等皮膚表徵，都是直接由紫外線所引起。八十餘歲老人受氣候傷害的皮膚，和鮮少曝露在外、較為光滑的皮膚之間有著天壤之別，顯示出一生曝露於陽光下所遺留的痕跡極為可觀。

陽光會使皮膚老化，導致潛在的癌症罹患率。從前以為紫外線中只有熾熱的B光才會造成傷害；現在大部分的人都知道，雖然這些紫外線，有95%都會被表皮所吸收，但導致曬黑皮膚的A光，卻有80%能穿透到真皮層。而這些光線會使細胞核中的DNA（去氧核糖核酸）與RNA（核糖核酸）產生畸變，同時扭曲膠原蛋白與彈力蛋白的排列，因而逐漸破壞皮膚的構造。這樣的傷害不但會累積，而且無法彌補。畸變的細胞會造成皮膚功效失調，導致細紋和皺紋增加，而緊密度和彈性卻大為降低，表皮也無法保持皮膚內的水份。

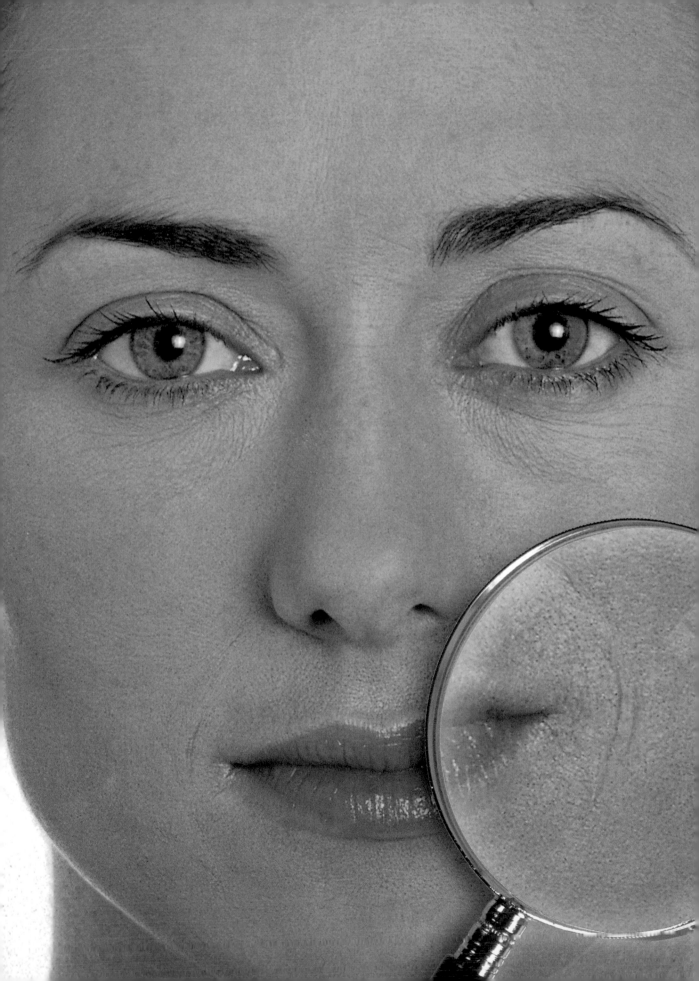

抗老化保養霜
這些保養品能否倒轉時光、修復細紋？

抗老化保養霜是皮膚保養程序中，最被人激烈爭辯的部份。每年，市場上都會湧進大批的「神奇」配方，宣稱耗資數百萬美元對皮膚進行研究——如何消除細紋與皺紋。許多配方的理論與主要成份，均引自主流藥學。但抗老化保養霜仍屬於美容用品而非藥物，而且僅管有這些高科技配方，協助皮膚抵禦傷害的真正關鍵，卻再也簡單不過了。

保濕的重要性

皮膚需要保濕——這是基本的重點。皮膚的水份含量以不低於60%為標準，這樣才能維持光滑、豐潤、晶瑩剔透的特質；還要充份補給細胞所需的滋養，使之柔軟、功能正常。保濕霜最基本的功能在於補充皮膚所需的天然保濕因子（NMF，一種吸濕劑和防腐劑的混合產品），以保持皮膚上層的水份，預防水份流失，避免加速老化。由於外界環境的因素，如陽光、中央暖氣設備、風、冷空氣和污染，均可能加速水份流失，所以最新研發的保養霜都是專為緩衝外界的傷害所設計，可強化皮膚本身的防禦屏障功能。

在年輕、健康的皮膚中，天然油脂和有益的植物成份，均可維持微酸性的防護膜，使皮膚的屏障功能正常化。重疊的老死細胞會形成鱗狀、具抗水性的屏障膜，可預防水份流失；然而，隨著歲月的流逝，天然油脂的分泌也會逐漸減少，皮膚表面會變得較乾燥、水份較易流失，表面的鱗狀組織也會變得粗糙，屏障膜會出現裂痕，使水份因而加速流失。此外，細胞代謝的過程也會隨著年齡的增長而漸趨緩慢，致使新生細胞抵達皮膚表面、修復裂痕所需的時間較長。由於功能失常的表面屏障膜，會使皮膚底層的細胞較易受到傷害，所以最明顯的因應辦法，似乎就是採用強化角質層的保養霜，因為角質層若能善盡職責，深層皮膚組織——老化作用起始之處——就比較能夠照顧好自己。

市場銷售技巧

從製造商的觀點來看，這項理論簡直就像上天恩賜的銷售寶典，因為如果聲稱美容用品可以滲透深達真皮層，其實於法律不容——位於皮膚最底層的真皮，可直接與血液流通，必須是藥物才容許深達此層。任何保養霜若宣稱可導致皮膚底層的生理變化，就已經牽涉到醫藥的範圍，嚴格說來，就已經不再屬於美容用品了。然而整個1980年代，各大美容用品製造商均因聲稱，其保養霜內的脂質體可達真皮層，而受到美國食品藥物管理局（FDA）的抨擊。脂質體是一種微細的遞體分子，原本就是專門針對真皮層所設計，可將產品的主要成份帶到皮膚深層。

美國食品藥物管理局在回覆此問題時表示，如果這項宣稱可以成立，則含有脂質體的保養霜就應列屬藥物的範圍，且只能在領有執照的藥房內販售。由於限制在藥房銷售其產品，將導致利潤的降低，因此製造廠商均小心謹慎地改口，宣稱脂質體其實僅能將對皮膚有益的成份，傳遞到皮膚的表層——爭論乃因此暫告一段落。

但美容醫學產品（具有醫藥作用的

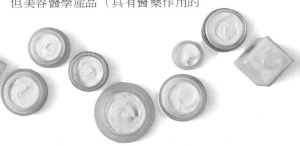

實驗室測試：永遠美麗的祕訣仍十分「膚淺」。礙於美容用品管制條例，最新研發的保養霜，僅能限制其作用於皮膚的表層。

美容用品）的年代，卻就此嶄露頭角。雖然嚴苛的規定使業者們不再公開宣稱保養霜的影響可以深達真皮層，但卻沒有任何方法能阻擋經由各種雜誌的熱烈討論所傳遞的訊息，促使保養霜成功的銷售。

含有果酸（AHAs）的保養霜

含有AHAs（果酸）的保養霜，扮演著美容用品與美容藥品之間的橋樑角色。常見的果酸包括萃取自檸檬果實的檸檬酸、萃取自葡萄的酒石酸、萃取自蘋果的蘋果酸，以及萃取自小黃瓜的扁桃酸。萃取自甘蔗的乙醇酸，也是被廣泛用於保養霜的成份之一，因為它的分子比其他果酸小，可滲入皮膚的深層。

含有果酸的保養霜，可藉由打鬆表面角質層老死細胞間的緊密連結，而達到去除角質的效果。持續地去除角質可促進細胞代謝的速度，並幫助其他的皮膚保養成份滲透到表層以下。果酸據稱也可以減輕外觀的細紋和色素斑，同時促進皮膚的玻尿酸（保濕因子）含量。證據顯示，果酸也能改善陽光的承受度，而達到SPF25。洛杉磯加州大學的實驗結果顯示，果酸甚至可以刺激膠原蛋白的形成。此外果酸也能對35歲以上的成熟皮膚發揮明顯的效用。果酸還能通暢受阻塞的毛孔，同時調節油性、易生面皰型的皮膚，效果既明顯、又迅速。

高濃度的果酸含量，可能使敏感性皮膚產生過敏反應。因此最新研

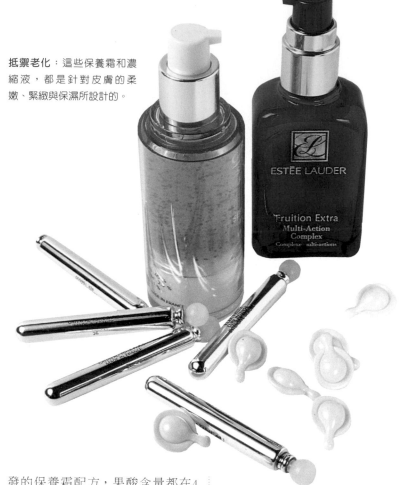

抵禦老化：這些保養霜和濃縮液，都是針對皮膚的柔嫩、緊緻與保濕所設計的。

發的保養霜配方，果酸含量都在4％左右；然而，在最近的一次會議中，皮膚科醫師們指出，產品中使用的果酸pH值，才是最關鍵的因素。舉例來說，pH值3.5的乙醇酸——接近皮膚本身的酸鹼值——最容易為皮膚所吸收。因此即使濃度高於4%也無妨。

含有維他命的保養霜

維他命A、C與E均為抗氧化劑，可消除自由基，並將之中和為無害的物質，然後從皮膚表面排除；因此面霜中含有維他命時，可保護皮膚不受外界環境與紫外線的傷害，

相當於使用SPF2至3的隔離霜。雖然抗氧化劑無法取代濾光劑，但若在防曬配方中添加抗氧化劑時，即可降低化學濾光劑的含量，減少濾光劑對皮膚潛在性的刺激反應。而鋅、銅、錳、硒，和過氧歧化脢均為抗氧化劑。

除了抗氧化特性之外，皮膚保養霜中使用維他命，尚可提供其他的效益。維他命E是絕佳的保濕性表面潤滑劑，可改善表層屏障功能的不足；維他命C在膠原蛋白的生成過程中，扮演著重要的角色。某些皮膚科醫師表示，維他命A可以轉

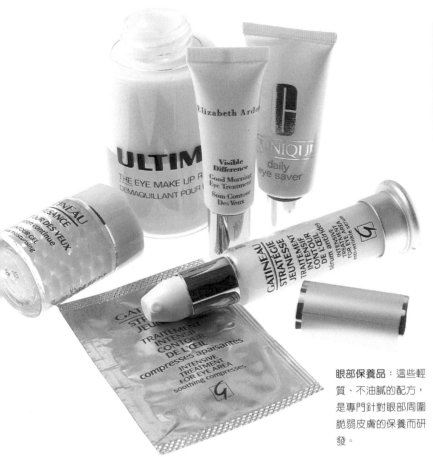

眼部保養品：這些輕質、不油膩的配方，是專門針對眼部周圍脆弱皮膚的保養而研發。

換成微量的類維生素A酸，可修復受損之膠原蛋白與彈力蛋白。此外，保養霜中含有 β 胡蘿蔔素（維他命A群的一種，亦為高效率的抗氧化劑）的研究也在進行當中。

酵素科技

皮膚中的某些酵素，具有建造與修復組織的功能，其餘的酵素則會瓦解組織。酵素科技試圖影響皮膚內的天然酵素，促進「建設性」酵素的功能，並抑制「破壞性」酵素的活動（後者可能會因年齡的增長與陽光的傷害，而變得過度活躍）。有些酵素是絕佳的去角質成份，能溶解蛋白質與脂肪，幫助打散老死的表層細胞；其作用的刺激性較果酸為低，因此是另一種不錯的選擇。含有鳳梨和木瓜精成份的產品，就是以酵素為基礎配方的最佳範例。歐石南與蜂蜜酵素，也常被應用在具緊膚作用的保養霜中。

細胞之間會互相傳遞信息嗎？若真能如此，則酵素就成了細胞間傳達信息的使者。美容專家們認為，某一組細胞所接受的訊息，會引發一連串的連鎖反應，促使正確的細胞於正確的時間、出現在正確的地點。舉例來說，如果表層的角質細胞剝落了，則將刺激新細胞向上移動以取代其位置。因此，酵素科技的重要目標，就是持續地在細胞之間溝通訊息；從植物中萃取的酵素精華，通常極具此項功能。

脂質體科技

脂質體原本被使用於醫藥中，以促進注射藥液的滲透，所以使用於皮膚保養品之初，即頗具爭議性。細微的脂質小球（大豆油與神經銑胺都含有這種成份）是空心的遞體分子，可以被其他皮膚保養品成份所填滿，然後傳遞到皮膚組織中的目標位置。早期美容用脂質體，被認為只不過是在皮膚表面溶解的油性潤滑劑；然而，在無數的淬煉之後，今日的脂質體——更新、更小、更穩定的分子——確實可以深入表皮的深層組織中。大多數的皮膚保養霜，均含有脂質體。

皮膚會呼吸嗎？氧氣是正常細胞新陳代謝的關鍵。醫學評論指出，皮膚細胞是經由血液，而非透過皮膚上的毛孔來獲得氧氣；然而愈來愈多的美容學家表示，氧氣可經由特殊方法製造的脂質體，進入皮膚的深層。持懷疑態度者堅持，過多的氧氣會導致自由基的產生；擁護者則堅稱，含氧保養霜對血液循環不良的晦澀皮膚（尤其是吸煙者的皮膚）而言，就像是一抹新鮮的空氣。皮膚含氧理論的辯論，必將是未來數年內的重要課題。

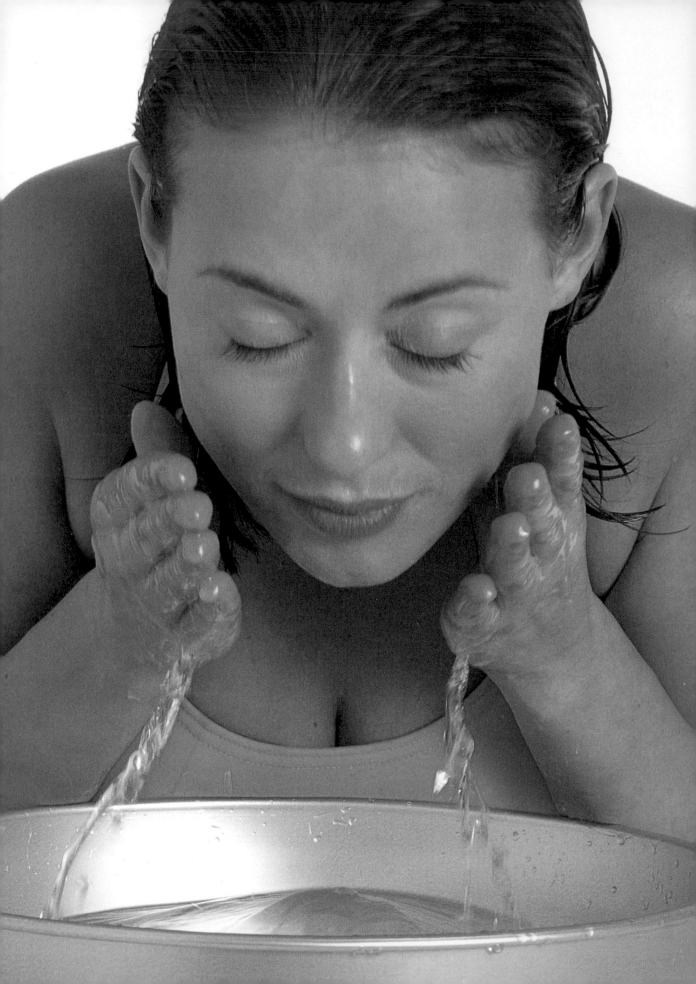

抗老化皮膚保養計畫

如何保持柔嫩、健康的外觀

無論妳使用何種保養品，維持柔嫩、健康外觀的關鍵，均在於適合皮膚和生活方式的例行保養計畫。近年來，繁複的保養步驟愈來愈簡化，儘量不使皮膚保養成為累人、耗時的事。大多數女性需要的是迅速、有效的保養程序，藉此保護皮膚、強化皮膚的抵禦能力。

清潔皮膚：用乳液、還是清水？

妳應以自來水清潔臉部嗎？有些女性，比如伊麗莎白·泰勒和克勞蒂亞·雪馥，都聲稱未曾讓清水接觸過她們的皮膚；然而，除非妳的皮膚對清水極度敏感，否則根本沒有理由不用一般的自來水洗臉。

傳統肥皂中的鹼性，會洗去皮膚上的皮脂，使皮膚感覺緊繃，但今日的洗面皂和泡沫洗面乳均較為溫和，是依據皮膚的酸鹼值與乾性、正常或油性等皮膚類型而配方。許多女性喜歡使用這類產品，因其效果迅速、使用方法簡易，而且不像面霜和乳液一般地複雜，同時也很容易清洗，最後一道潑水的步驟，更具有清醒或鎮靜的作用。

許多皮膚科醫師就支持以清水洗臉的立場，因為清水具有比乳霜更明顯的去角質、柔軟皮膚、以及清除老死皮膚細胞等功能。如果妳用軟毛刷，輕柔地在臉上敷抹泡沫洗面乳，就能清潔嘴巴、鼻孔附近的凹縫、以及內側的眼角，同時促進去角質的作用。

水溫愈高，洗臉時所溶去的油質就愈多，但熱水會刺激毛細血管的擴張。所以清洗時的水溫須保持在適當的溫度，並隨時更換乾淨的清水。最後一道以冷水潑臉的步驟，可以暫時喚起光彩與緊膚的效果，因為血液循環會因低溫而加速流向皮膚表面。

即便是喜歡面霜的舒服感覺者，也可以用溫水來洗淨臉上的面霜和乳液，然後繼之以振奮精神的冷水潑臉，最後再利用毛巾將面霜按摩入皮膚的凹縫中。還是不喜歡以清水洗臉嗎？那麼敷用洗面乳或洗面霜之後，以指尖按摩全臉，然後輕輕拭去，重覆這道步驟，直到完全拭淨為止。

清潔皮膚的頻率

妳需要經常清潔皮膚嗎？過度清潔可能會破壞酸質保護膜，或者刺激過度的皮脂分泌——這是皮膚最不需要的。改良後的美容用品配方，或許意味著彩妝不會再使皮膚乾燥了；其實不然，因此晚間就寢前的卸妝仍不失為明智之舉。色素會與汗水和皮脂混合，導致毛孔晦暗、阻塞，雖然不一定會產生粉刺，但是固化的油質阻塞物頂端氧化之後，就會產生黑頭粉刺，甚至連最乾淨的皮膚也難逃此劫。最重要的是，如果妳在晚間卸妝後，應敷用保濕霜；那麼早上再以輕淡的清潔霜洗去殘餘的晚霜，喚醒血液循環。保濕霜和彩妝的交替使用，才能使皮膚保持最佳狀態。

關於含果酸洗面霜的使用，我們要提出下列的警告：製造廠商指出，果酸宛如天然的去角質成份，所以可列入清潔產品的範圍內；但某些皮膚科醫師則擔心，果酸在清潔的過程中，尤其以清水洗淨時，除了打散老死細胞，也會瓦解表皮深層細胞的連結，如此一來可能使皮膚更容易吸收其他保養品的成份，這倒不是什麼壞事，但吸收過度可能會導致過敏反應；如果妳有些擔心，就把使用果酸清潔用品的次數，限制在每星期二或三次，或者乾脆停止使用。

值得額外購買特殊的眼部清潔用品嗎？

值得，尤其在使用難以卸除的防水性睫毛膏之後。然而，如果妳戴的是隱形眼鏡，千萬要小心，別讓其中的油性基底配方流入眼睛裡，模糊了妳的視線。大多數眼部卸妝產品均無需搓揉，即可溶去眼影和睫毛膏——這對脆弱的眼部周圍皮膚而言，無疑是一大福音，但妳如果偏好使用多用途的清潔用品，那倒也無妨。

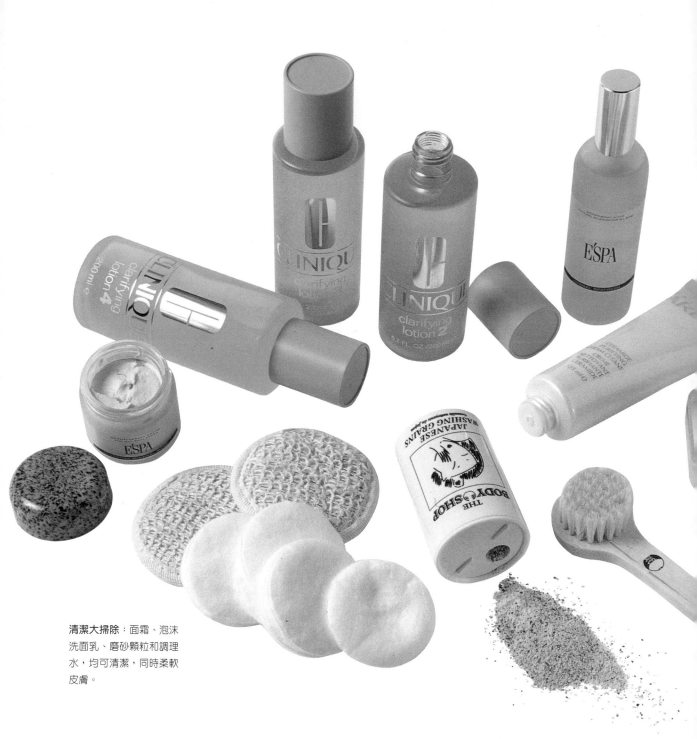

清潔大掃除：面霜、泡沫
洗面乳、磨砂顆粒和調理
水，均可清潔，同時柔軟
皮膚。

有必要使用調理化妝水嗎？

　　清潔皮膚之後使用調理化妝水，其實並不一定必要。此項產品的主要功能在於卸除殘餘的清潔用品，同時幫助皮膚重獲自然的酸鹼值。殘留在皮膚間隙的清潔用品會破壞酸鹼值，可能會導致過敏反應。表面活性劑——乳化清潔用品中所使用的黏結劑——就是罪魁禍首；然而，如果妳小心地徹底洗去所有殘餘的清潔用品，就不需要輔助清潔的用品了。另外，調理化妝水具有清新的作用，而含有安撫、柔軟成份者，更有助於鎮靜受刺激的皮膚，甚或預防突發的過敏反應。因此，如果妳喜歡用調理化妝水，就儘管使用吧。

去角質：抗老化的代名詞

　　五年前，我們還在興致勃勃地使用潔膚磨砂顆粒，磨去皮膚表面的老死細胞；今天，則利用含果酸的美容用品連續、自動地去角質。相形之下，傳統的磨砂去角質法就顯得原始而不必要，但在美容上似乎仍有其存在價值。而我們是否二者皆需要呢？

　　幾位美容專家建議，每星期做一、兩次傳統的磨砂去角質，最好在早上進行，如此便可去除含果酸產品無法剝落的老死細胞；然而，皮膚科醫師警告我們，果酸可能使皮膚產生過敏，傳統的磨砂去角質也可能導致皮膚的刺激反應。採用柔滑聚合物或塑膠顆粒的磨沙膏，要比堅果仁顆粒的磨沙膏來得溫和。去除眼部周圍皮膚的角質時，若用磨沙膏一定要輕柔地按摩；不然就讓含果酸的去角質霜代勞。如果妳選擇磨砂膏去角質，則皮膚科醫師會警告妳，切勿使用磨刷臉部的清潔墊，否則可能會刮傷皮膚。

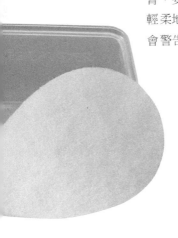

面膜有效嗎？

　　大多數的面膜都能促進皮膚組織內的血液循環，使用後可使皮膚紅潤光澤。河泥面膜能導引皮膚排出表面的皮脂和廢物，暢通阻塞的毛細孔，具有溫和的去角質作用，並且有稍微地緊膚功效。

　　保濕性面膜具有深層的安撫效果，可舒緩疼痛、緊繃的皮膚，使皮膚更加保濕、柔嫩。這些效果通常是暫時的，但舒服的感覺可持續一整晚。妳可以將保濕霜當成替代用的面膜，在臉上敷厚層，停留十秒鐘，然後以化妝棉拭淨殘餘的面霜。

保濕霜要用多少才夠？

　　紐約著名的皮膚科醫師派翠西亞‧魏絲勒，提醒我們避免過度的保濕。她覺得乾性皮膚的年長女性較易使用多餘的保濕霜。她指出，過多的保濕霜會使皮膚變得鬆垮、下垂，尤其是眼部周圍的皮膚，同時也會阻塞毛細孔。她建議白天應減少敷用的厚度：如果底霜已含有保濕成份，可於其下使用輕質的保濕霜，並確定保濕霜具有隔離陽光的效果。

　　有必要使用晚霜嗎？好的保濕霜可以發揮青春復現的效果，晚霜的使用似乎已不必要；然而，如果妳的皮膚非常乾燥，也可以在就寢前使用質地比平常更豐富的保濕霜，以預防睡眠時水分的流失，同時亦可柔軟老死的表層細胞，準備接受隔天早上的去角質工作。如果妳的皮膚科醫師推薦妳含有高效果酸的去角質產品，則必須在晚間使用保濕霜。某些種類的保濕霜是建議在晚間使用的，這樣在早上的成長階段，皮膚才不會出現缺水的現象。

脆弱皮膚的保養

如何維持柔嫩、健康的外觀

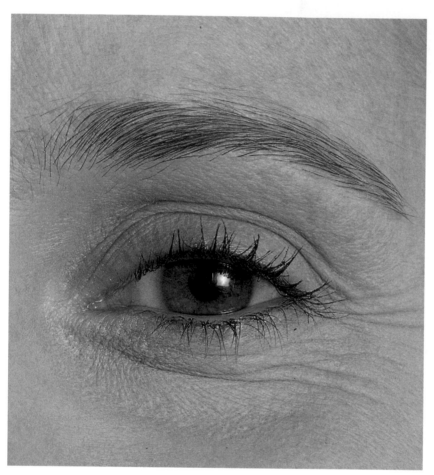

皺紋之間：經常運動的部位，比如眼部周圍的皮膚，最容易出現皺紋。對於這些脆弱皮膚，應使用不會過度滲透的輕質保濕霜。

眼部周圍的特殊護理

　　眼部周圍的皮膚格外地敏感，同時也是最早出現老化表徵的部位；如果使用質地豐富的保養霜時用力搓揉，可能會出現負面反應，因此需要特殊的護理。

　　由於經常性的臉部運動——微笑、瞇眼、蹙眉——會對皮層薄的脆弱皮膚造成壓力，因而使眼部周圍的皮膚比臉上其他部位更快出現皺紋。尤其是紫外線會使問題更加惡化，同時也是促使魚尾紋出現的主要原因（白色皺紋與黝黑的皮膚互相對比，使人看來更顯老態）。

　　眼睛下方的眼袋，是下眼瞼肌肉鬆弛、以及底層的脂肪突出所引起。壓力、疲勞、長期曝露在紫外線之下，以及毛細血管持續腫脹、鬆弛、脆弱，將導致黑眼圈的出現；疲累與疾病會使周圍的臉部皮膚出現血液循環遲滯的現象，導致無精打采的外觀，突顯出眼睛下方的黑眼圈。淋巴循環不良則將導致腫脹，或稱為水腫；多餘的液體湧入表皮脂肪組織的間隙中，尤其是在長期躺臥之後，就會在早上出現眼睛腫脹的現象。

　　保養霜能解決上述的問題嗎？含有遮光劑與暫時緊膚因子（如角鯊烯）的保養霜，可改善皮膚表面的質地，但請小心使用質地豐富的油質保養霜，它會過度滲透皮層薄的皮膚，使腫脹現象更為惡化，最好使用輕質、吸收迅速、不會迂迴流入眼睛裡的保養霜（這一點對配戴隱形眼鏡者尤其重要）。有些美容專家則建

可立即達到緊膚與潤澤效果的美容用品

　　老奶奶利用蛋白來緊膚、潤膚；現今的代用品則是凝膠與凝膠狀乳霜，可以增進柔嫩、潤澤的外觀。悲哀的是，這些效果都只是暫時的。然而在熬夜之後，對於隔天早晨所出現的眼部腫脹，這些產品則是必不可少。

　　美容師建議於曝露在陽光、惡劣天候條件之下，或者疾病初癒後的復原療程中使用血清。血清是一種活躍的分子物質，多半以安瓶包裝，呈現一種令人印象深刻的醫藥形象。它通常使用於保濕霜之下，應該能賦予皮膚額外的修復功能；然而對於皮膚是否僅有暫時性的緊膚與刺激效果，仍然頗具爭議。

議,完全避免在上眼瞼使用保養霜。

減輕眼部腫脹、外觀疲倦的最佳方法,就是在睡眠時將枕頭墊高,並且經常運動。只要血液與淋巴循環正常,皮膚內的水份就不易滯積,皮膚的潤澤作用也將使黑眼圈消失無蹤。也可利用眼部凍膜(或冷卻的甘菊花茶包)敷用於閉闔的眼瞼上,停留大約十秒鐘,這樣即可消除腫脹。

唇部的特殊護理

嘴唇上有幾條皮脂腺體,對低濕度的環境極為敏感,而且很容易脫皮、剝落。可以單獨或在口紅之下使用護唇膏,即可防止唇部的水份流失。此外,最好能選擇含有遮光劑的護唇膏,因為單純性泡疹(唇瘡疹)的水泡,會因為陽光和熱而產生。在晚間,以凡士林在嘴唇上厚敷,確實是針對乾燥、脫皮的嘴唇,最佳的柔軟、保濕方法;早上,則可利用沾濕的牙刷(這是辛蒂・克勞馥的小秘方)輕輕地磨擦,刷去嘴唇上的脫皮,同時促進唇部的血液循環。

如果嘴唇周圍出現皺紋,可以定期使用抗老化保養霜來加以保濕。有些專家們建議在嘴唇上使用眼霜,因為眼霜輕質、且具有緊膚的效果。避免使用油質亮光的口紅,否則容易滲入嘴唇的紋路中,突顯出原本的皺紋;所以請選擇自然的暖色調,比如紅木色。

消除老化表徵:嘴唇也和眼部周圍的皮膚一樣,因經常活動而特別脆弱。含有唇部修復配方的口紅,可預防邊緣的老化表徵;同時,切記要使用保濕性口紅,而避免使用油質亮光的口紅。

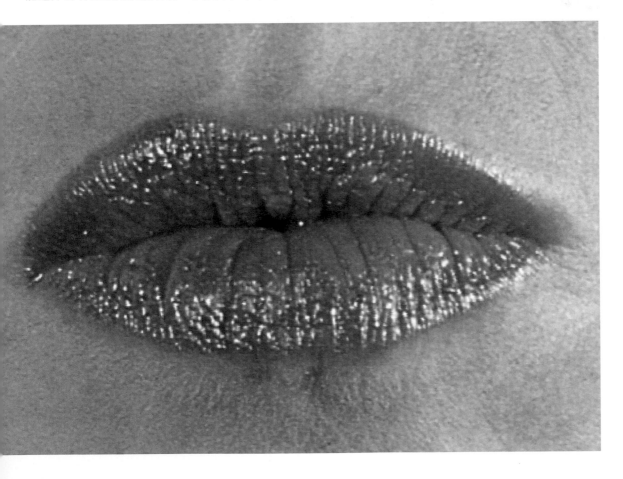

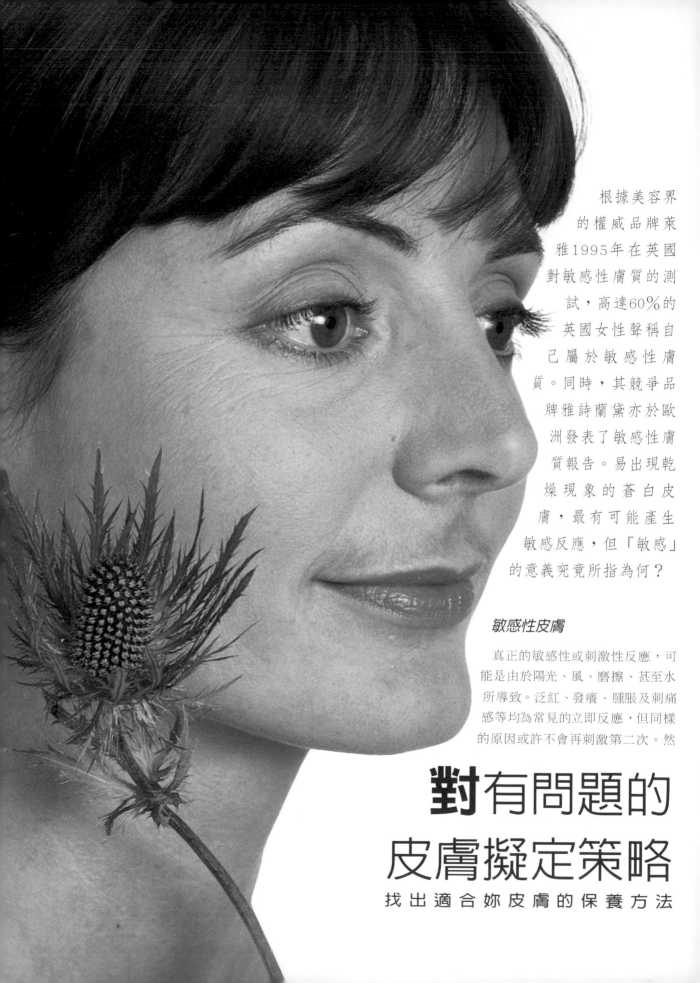

根據美容界的權威品牌萊雅1995年在英國對敏感性膚質的測試，高達60%的英國女性聲稱自己屬於敏感性膚質。同時，其競爭品牌雅詩蘭黛亦於歐洲發表了敏感性膚質報告。易出現乾燥現象的蒼白皮膚，最有可能產生敏感反應，但「敏感」的意義究竟所指為何？

敏感性皮膚

真正的敏感性或刺激性反應，可能是由於陽光、風、磨擦、甚至水所導致。泛紅、發癢、腫脹及刺痛感等均為常見的立即反應，但同樣的原因或許不會再刺激第二次。然

對有問題的
皮膚擬定策略
找出適合妳皮膚的保養方法

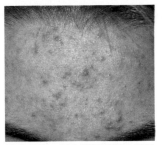

油性皮膚：壓力和荷爾蒙失衡都會導致面皰的產生。

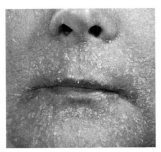

乾性皮膚：過於乾燥的皮膚可能是濕疹的早期先兆。

而，敏感反應可能導致一發不可收拾的過敏症。經年累月的長期刺激，會使皮膚變得脆弱，繼而導致明顯的老化。致使皮膚每次接觸到刺激原，都會引發過敏反應。香水、防腐劑、色素、清潔劑、界面活性劑、以及遮光劑，比如PABA（對氨基苯甲酸），都是常見的美容用品過敏原。反應的情況也各異：水泡、裂傷、分泌物、鱗狀脫皮與泛紅，均頗為常見。過敏症乃因人而異——若對某一物質過敏，也不一定會對同類所有物質均過敏。

低敏度與敏感皮膚專用保養品系列，均排除可能造成刺激反應的成份，而採用具有鎮靜、強化皮膚對環境傷害之抵禦能力的成份。如果妳屬於敏感性膚質，則須避免使用含有果酸的保養霜，因為果酸是惡名昭彰的刺激原。美國皮膚科醫師艾伯特克里門，曾利用乙醇酸研發出一種皮膚刺激性的測試，現已被世界各地普遍使用。選擇新保養品時，務必在購買前先施以貼膚測試，以檢驗自己的膚質。

油性皮膚

理論上，油性皮膚的問題應該會隨著年齡增長而減少。皮脂腺的分泌會隨荷爾蒙的活動而改變，而增加分泌的主要原因為睪酮，此種物質於青春期的分泌最為旺盛。然而，英國面皰支援團體的皮膚科醫學諮詢顧問安東尼朱博士強調：會與睪酮互相中和的雌激素，是一種女性在青春期最常見的面皰成因。所以某些避孕藥能有效控制油性皮膚與面皰。對比之下，僅能影響黃體酮分泌的「迷妳藥片」卻會促使面皰的生成，因為人體會將黃體酮代謝成睪酮。而經前粉刺則生成於月經周期的黃體酮時期，而愈接近停經期，雌激素的分泌量會愈趨減少，故仍然可能生成粉刺。

紐約的皮膚科醫師派翠西亞·魏絲勒認為，針對極油性的皮膚，含酒精的收斂水有助於去除油脂，但也可能排除水份，導致油脂分泌的不良反應。許多油性皮膚系列的保養品，均於調理水中添加吸油成份，藉此減少刺激反應。

結合含有維他命A和果酸（兩種均為皮膚科醫師處方的成份）的產品，可去除毛孔阻塞物、防止其腫脹，同時使皮膚的脂質保護膜正常化，藉此控制嚴重的油性皮膚問題。無需處方即可在商店內購買到的含果酸的美容用品，亦可適度地調理油性皮膚。含有水楊酸（一種BHA，即丁基羥基苯醚）的調理化妝水與面皰治療乳液，均能有效去除角質與油脂分泌物。針對冥頑不化的粉刺，可利用過氧苯療程，從周圍的皮膚去除粉刺。對於局部較乾燥的皮膚，則僅能使用不含油脂的保濕霜。

乾性皮膚

隨著年齡的增長，乾性皮膚成為愈來愈常見的問題，尤其在更年期過後皮脂分泌減少，皮膚失去原有的功能，無法保存水份。乾性皮膚是遺傳性的問題，但中央暖氣設備、空調與溫度的起伏變化，均會造成皮膚水份的流失。紫外線也會破壞細胞間的連結，瓦解表皮細胞篩孔中緊實、具防禦作用的屏障物，導致水份的發散，結果使皮膚表面開始脫皮，細紋也就更加根深柢固了。

皮膚科醫師指出，必須隨時保持乾性皮膚的適當滋潤度，以避免產生過敏反應。倫敦聖瑪斯醫院的皮膚科醫學諮詢顧問伊恩·懷特醫師警告，極乾性的皮膚可能是特應性濕疹的早期先兆。溫和的去角質——含果酸產品於此也頗有助益——可保持皮膚表面的光滑有利於水份的吸收。不一定要用油質重的保養霜才能發揮明顯的效果：選擇令自己感覺舒服的保養霜即可。皮膚科診所常使用綿羊油來治療長期、嚴重的乾性皮膚者。潤濕劑也有助於預防皮膚的乾、癢現象。

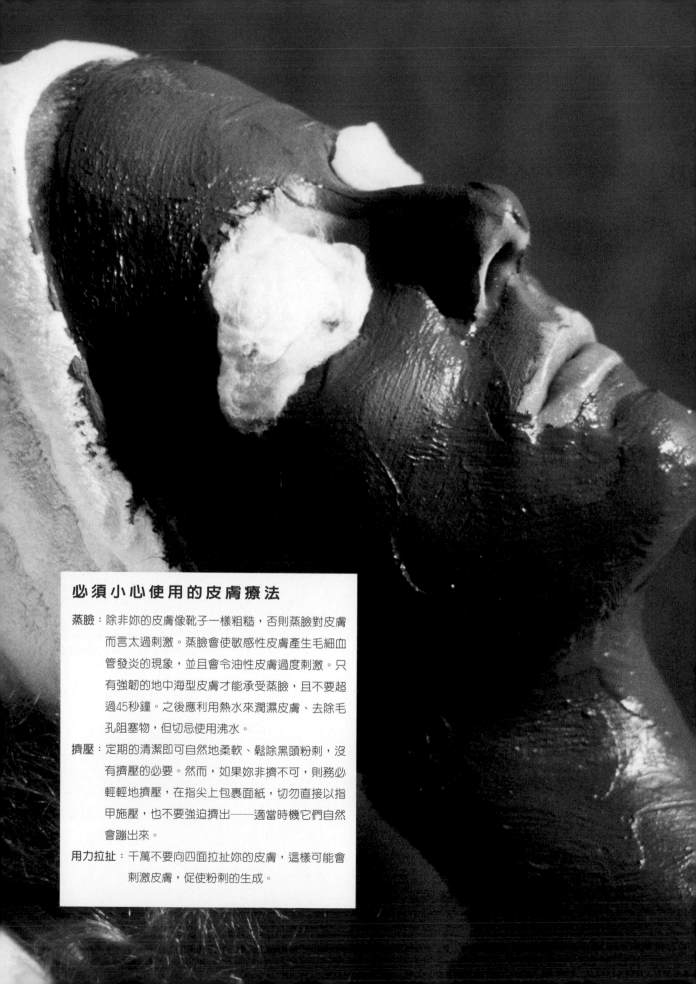

必須小心使用的皮膚療法

蒸臉：除非妳的皮膚像靴子一樣粗糙，否則蒸臉對皮膚
而言太過刺激。蒸臉會使敏感性皮膚產生毛細血
管發炎的現象，並且會令油性皮膚過度刺激。只
有強韌的地中海型皮膚才能承受蒸臉，且不要超
過45秒鐘。之後應利用熱水來潤濕皮膚、去除毛
孔阻塞物，但切忌使用沸水。

擠壓：定期的清潔即可自然地柔軟、鬆除黑頭粉刺，沒
有擠壓的必要。然而，如果妳非擠不可，則務必
輕輕地擠壓，在指尖上包裹面紙，切勿直接以指
甲施壓，也不要強迫擠出──適當時機它們自然
會蹦出來。

用力拉扯：千萬不要向四面拉扯妳的皮膚，這樣可能會
刺激皮膚，促使粉刺的生成。

臉部護理的藝術

為何要做臉部護理？

要做臉部護理嗎？這得隨個人喜好而定。讓自己輕鬆一個小時是人生的一大享受，專業臉部護理會令妳的臉部放鬆舒緩，且按摩後絕對使妳容光煥發，但專業清潔與臉部按摩療程的長期效益究竟何在？

臉部按摩的好處

倫敦聖湯瑪斯醫院的大衛‧芬頓醫師指出，按摩絕對能幫助消除淋巴腺腫脹和鬆垮的外觀；然而，按摩後的容光煥發只是短期的效果。他也相信，利用電流刺激皮膚、具緊膚作用的臉部按摩，效果只能持續數小時——最多不過數天。如果妳屬於極油性、易生面皰的膚質，他建議妳避免接受徹底的刺激性臉部按摩，因為這樣可會對皮脂腺體產生不良影響。

專業美容師指出，接受臉部護理絕對值得，因為這是與皮膚建立良好關係的開端。由於臉部護理的內容因人而異，所以美容師會依照診斷，選用最適合個人皮膚的產品，並推薦一套完整的居家護理用品。

臉部護理的程序究竟為何？

典型的臉部護理包含清潔、去角質、按摩、面膜、調理及保濕，一次療程通常需時60至90分鐘，包括面膜發揮效果時所需的放鬆時間。有些療程完全以雙手進行，有些則以電子按摩設備來刺激臉部肌肉。有些人堅持手指是最敏感的部位，因此是最有效的工具，有些人則認為機器才能達到深層刺激的目的。選擇特定臉部護理療程前，美容師會先進行詳細的諮詢與診斷，詢問妳的健康情形、飲食內容及生活方式。

臉部護理的類型

基礎臉部護理：利用各種皮膚保養用品，以雙手進行按摩；有些也包括雙手、肩膀或腳部的按摩。

芳香療法臉部護理：利用含香精油的產品進行護理。據稱，香精油與皮膚天然油脂具有親和性，可用來調節皮脂分泌；美容師通常以指壓按摩來刺激皮脂腺體的功能。香精油也可用來激發活力與放鬆舒緩。

電流臉部護理：電流療法可加強皮膚保養品的作用。最著名的電流療程是1960年代研創的Cathiodermie法，即利用兩個電極，通上兩種低伏特的電流。一種是伏打電流，可將皮膚與凝膠電離化，改善吸收的能力；另一種是法拉第電流，可用來按摩皮膚表面，能促進血液循環，同時還能製造抗菌的臭氧。

非手術性的臉部拉皮療程：這些高科技療程利用電子按摩儀器激發肌肉與組織的活力，雖頗具爭議，但卻廣受歡迎。這種適合身體內部的微電流，可刺激臉部的三十道肌肉，同時撫平細紋、促進血液與淋巴循環。為了使肌肉經常接受「運動」，則必須定期接受這些所費不貲的療程。

每星期一次DIY臉部護理

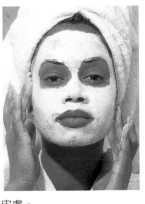

可在家中自己進行的基礎臉部護理，只要遵循以下幾個簡單的步驟：

1. 先以洗面霜或泡沫洗面乳清潔，並以打圈的動作按摩全臉，然後以溫水和軟海棉卸除。須注意要在臉部沾濕的狀態下卸除，切莫擦拭乾燥的皮膚。

2. 利用含柔軟顆粒或乳膠狀的產品來去除老死的角質，並強調問題皮膚的部位。卸除殘餘後，擦乾即可。

3. 使用滋養性油或霜加以按摩（參照第32頁）。

4. 直接在濕潤的皮膚上敷用面膜（參照第25頁），以促使面霜滲透到皮膚深層。使用以眼部卸妝乳浸濕的化妝棉，或冷卻的甘菊花茶包，置於眼瞼之上。放鬆休息十分鐘。

5. 卸除面膜後，拍上調理化妝水。

6. 最後以日常使用的日、晚霜加以保濕即可。

臉部按摩

消除壓力所造成的臉部緊張

　　按摩可改善血液循環，使皮膚看起來更清新、煥發，並可以放鬆緊張的臉部肌肉，消除因壓力而產生的感眉或皺紋；同時亦能解除頭痛、提振精神。所以只要妳能撥出時間，為臉部按摩一下確實是個不錯的主意。

臉部按摩完整的步驟

　　先輕柔地清潔臉部：千萬不要拉扯皮膚。以手指在皮膚上滑動，利用適合皮膚類型的輕質油，能促使按摩的動作更為流暢，而且不似霜類產品那樣容易被皮膚吸收。早晨清醒時的按摩，動作可稍微迅速；晚間的鎮靜安撫按摩，則宜以緩慢、滑順的輕撫動作進行。

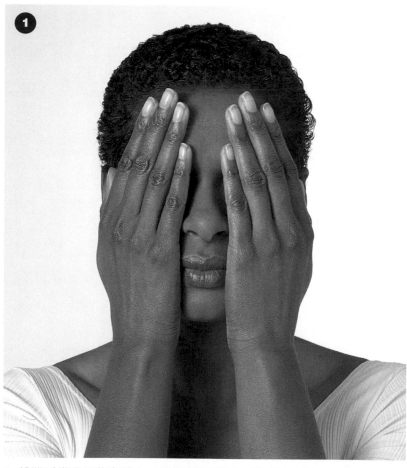

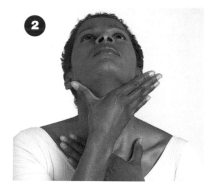

2.以手掌虎口緊貼著頸部，兩手交替、從鎖骨向上輕撫至下巴。將頭部向左傾斜，以輕撫頸部的右側；然後換邊重覆此一步驟。

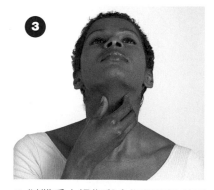

1.將雙手掌心平放在臉上，手指輕觸額頭，雙手腕置於下巴，保持不動一段時間，然後手掌輕輕施壓，接著再慢慢地朝雙耳處向外拉開，彷彿撫去壓力一般。只要妳覺得需要安撫、清新疲倦的心靈或眼睛時，皆可隨時隨地單獨使用這項掌心手法。如果妳定期地使用皮膚測試儀(VDU)觀察，將可明顯地看到成效。

3.以雙手大拇指與食指關節沿著下顎揉捏，有助於預防雙下巴的產生。從下巴開始，一路朝向雙耳處按摩。捏揉時儘量靠近骨頭，這樣才不會拉扯皮膚。

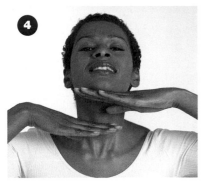

4.以雙手手背輕拍下巴的下方,同時將舌頭在嘴裡向後捲曲。此法能收縮下巴下方的皮膚。

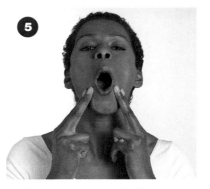

5.嘴巴張開呈O形,捲曲舌頭、緊貼於牙齒上。利用雙手的食指輕壓下巴,以及嘴巴兩側附近。

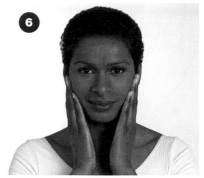

6.利用雙手向外輕撫,從嘴角滑過臉頰、直到雙耳處,藉此舒緩臉頰肌肉的緊張壓力。

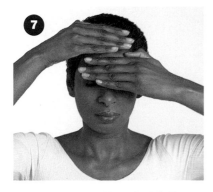

7.閉上雙眼,然後以雙手交疊,順序從鼻樑向上輕撫過前額、直到髮際,撫平所有因壓力而產生的細紋。

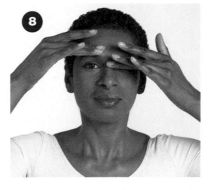

8.以按摩方式消除蹙眉紋。利用短而緊貼的輕撫動作,從鼻樑向上滑到眉心,然後順著斜對角線滑回鼻樑處。

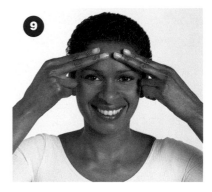

9.利用雙手手指以打圈施壓的動作,按摩整個前額。從鼻樑按摩到太陽穴,涵蓋整個前額、直至髮際。

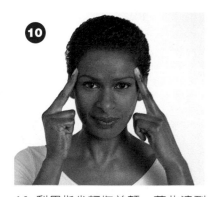

10.利用指尖輕撫前額,藉此達到舒緩放鬆;再從前額中央輕撫到太陽穴,以輕壓太陽穴的動作為結束。然後輕輕地咬緊上、下排牙齒,藉此強化下顎的肌肉。

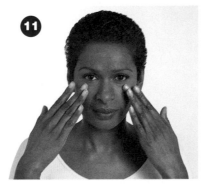

11.以雙手中指繞著雙眼周圍打圈,從鼻樑朝外緊貼著輕撫到眉毛,並在太陽穴上施壓,然後極輕柔地緊貼、觸撫眼睛下方。

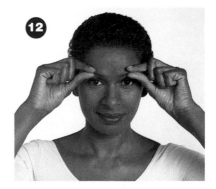

12.沿著眉毛輕輕捏撐,從鼻樑按摩到太陽穴。然後輕壓眉毛下方的眉骨凹陷處。最後重覆步驟1,結束整套按摩動作。

臉部運動
消除臉部的細紋

　　臉部運動難道就是對著鏡子扮鬼臉？而令人驚訝的是，某些皮膚科醫師卻認為，這種做法的效果，遠高於以機器刺激臉部的肌肉。他們指出，每日持之以恆的運動，就可以不必使用機器來達到緊緻下巴、維持良好血液循環的目的。其實全身上下的肌肉都一樣——持續地運動，就能保持緊緻、結實的肌膚。

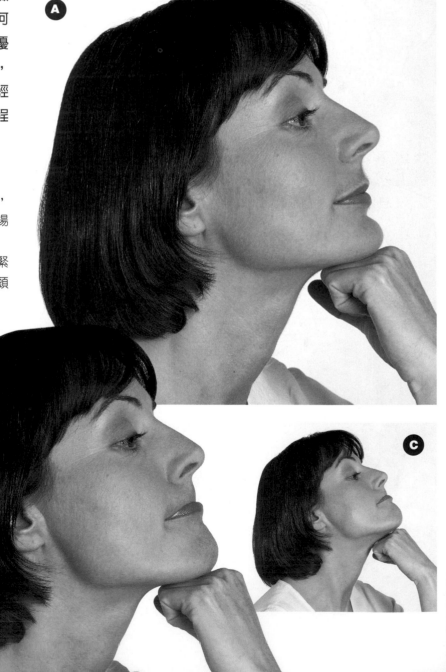

　　以下就是一種無需手術的臉部拉皮手法，完全不必花任何一毛錢。找一個不會受到打擾的舒適房間。清潔臉部之後，稍微放鬆一下；現在，妳已經準備好開始運動了，以下的程序請重覆三次。

消除雙下巴

1. 坐在桌子前，輕鬆地閉上雙唇，下巴向前突出、並稍微向上揚起。
2. 將右手的手肘置於桌上，並握緊拳頭，然後下巴放在緊握的拳頭上。(A)
3. 將下唇向外伸出、超出上唇之外。(B)
4. 將舌尖頂在上排牙齒後面的硬顎上。默數到五，慢慢地增加壓力，然後停住不動。(C)
5. 再默數到五，慢慢地釋放壓力。

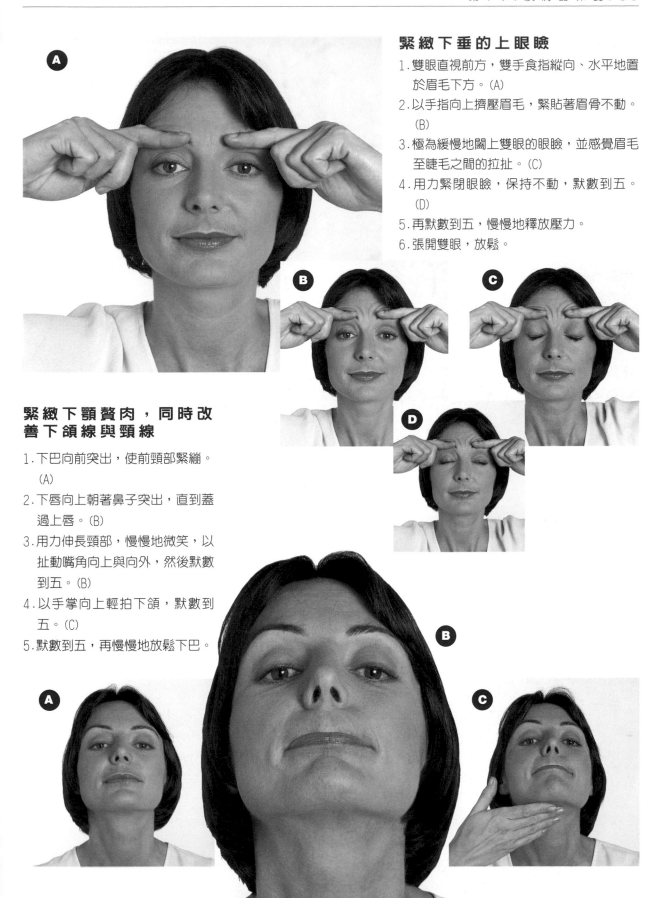

緊緻下垂的上眼瞼

1. 雙眼直視前方，雙手食指縱向、水平地置於眉毛下方。（A）
2. 以手指向上擠壓眉毛，緊貼著眉骨不動。（B）
3. 極為緩慢地闔上雙眼的眼瞼，並感覺眉毛至睫毛之間的拉扯。（C）
4. 用力緊閉眼瞼，保持不動，默數到五。（D）
5. 再默數到五，慢慢地釋放壓力。
6. 張開雙眼，放鬆。

緊緻下顎贅肉，同時改善下頜線與頸線

1. 下巴向前突出，使前頸部緊繃。（A）
2. 下唇向上朝著鼻子突出，直到蓋過上唇。（B）
3. 用力伸長頸部，慢慢地微笑，以扯動嘴角向上與向外，然後默數到五。（B）
4. 以手掌向上輕拍下頜，默數到五。（C）
5. 默數到五，再慢慢地放鬆下巴。

強化下眼瞼，消除眼袋和眼部腫脹

1. 雙眼直視前方，揚起眉毛。(A)
2. 皺起下眼瞼，然後上、下移動五次。(B)
3. 輕輕地閉上雙眼，並緊緊地貼合上、下眼瞼，保持不動，默數到五。(C)
4. 眼睛仍然緊閉，放鬆下眼瞼的肌肉，重覆五次。
5. 張開雙眼，然後慢慢地放鬆臉部肌肉。

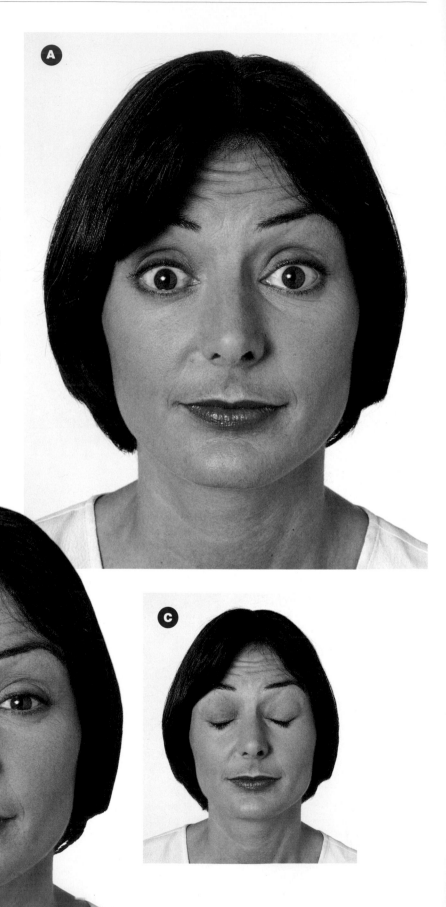

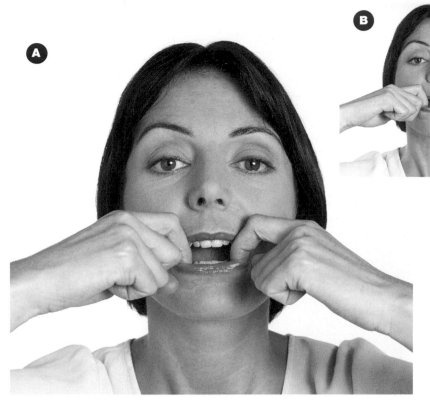

強化下唇和下巴的肌肉

1. 嘴巴張開，讓上、下排牙齒距離
   約2.5公分（1吋）寬。
2. 以雙手食指扣住下唇，直到碰觸
   第一個指關節為止；手指稍微往
   下排牙齒和牙齦的反方向扳開。
   (A)
3. 下唇向上抵住向外扳的手指，重
   覆八次。(B)
4. 下唇緊緊地抵住手指，保持不
   動，默數到五。
5. 手指保持不動，慢慢地放鬆下
   唇，重覆八次。

撫平上唇的細紋

1. 雙手手肘置於桌面上，雙眼直視前方；以
   兩手大拇指扣住上唇的下方，指甲則
   抵住上排牙齒和牙齦。(A)
2. 慢慢朝向大拇指扣住的地方移
   動上唇肌肉，重覆此動作八
   次。
3. 上唇緊緊地抵住大拇
   指，保持不動，默數到
   五。(B)
4. 大拇指扣住不動，放
   鬆肌肉，重覆八次慢
   動作。

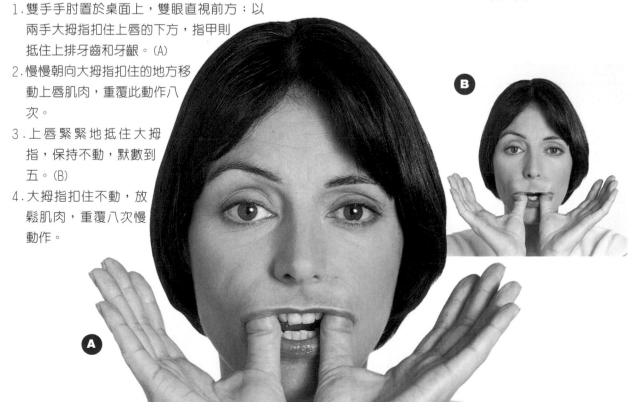

頸部：此處的乾燥皮膚最易受到外界環境的傷害。可用防曬隔離的保濕霜來加以保護，並預防頸紋與頸部皮膚鬆垮下垂。調理性的按摩和運動，均有助於保持頸部皮膚的緊緻與彈性。

前胸部：持續性的日光傷害，會導致 V 形的頸部皺紋與乳溝附近的皺褶。含果酸的保濕霜，再加上良好的防曬隔離霜，可以使皮膚表面重獲潤澤。

乳房：沉重的乳房會逐漸地下垂，尤其是在生產過後。務必確定妳的胸罩能夠負擔適當的支撐，不會壓迫到乳房或肩膀的肌肉。調節運動不會使乳房明顯地緊實，但卻能改善妳的側面輪廓。每個月須進行一次乳房健康檢查，並仔細地進行審視。

腹部：這個部位最容易失去健康，尤其是在生產過後。定期的運動可保持肌肉的協調、維持腹部的平坦；緊緻的腹部肌肉也有助於支撐下背部，預防疼痛和傷害；輕柔地按摩可消除脂肪囤積、舒緩腫脹。良好的姿勢亦可修飾妳的身材。

手：經常浸泡在洗潔劑之中，會使雙手乾燥、粗糙，並且可能會傷害指甲。日光的傷害則會導致皮膚的鬆弛及過度的色素沉澱--或者老人斑。而防曬隔離護手霜能保護、並預防缺水的現象；簡單的指甲修剪術，則能使指甲保持整齊、美觀；按摩和運動可使手指修長，保持指關節的彈性。

臀部與大腿：橘皮組織——或稱脂腫——是由皮膚表面下脂肪細胞的形狀與排列所形成。荷爾蒙的活動、懷孕與避孕藥的服用，均會加速橘皮組織的形成，很少有女性得以完全倖免。停經之後，橘皮組織可能會就此消除，但服用荷爾蒙又會使之惡化。飲食、運動或所謂的瘦身霜，均無法加以根除。但是小心地按摩有助於強化皮膚，使小凹陷處變得較不明顯。

腿：沉重、腫脹和靜脈曲張，都是起因於久坐所導致的血液循環不良。體重過重、便秘和懷孕，均會對靜脈血管造成壓迫；運動和富含纖維質的飲食內容，可舒緩充血現象、維持靜脈的健康；按摩則能促進淋巴循環，消除膝蓋的腫脹。

腳：經常穿著尺寸不適合的鞋子，會導致硬皮的累積、胼胝和雞眼。定期進行居家腳部護理療程，可保持皮膚柔軟及腳部舒適，而舒服、合適的鞋子可以減少傷害；按摩則能減輕疼痛、消除腫脹；運動能維持腳部和腳趾的柔韌度。

從頭到腳的保養計畫

第 2 章

身 體 的 保 養

瞭解自己的體力及身體缺陷,是確保老得高雅、健康且有魅力的第一步。有規律地進行身體保養,是無論任何年齡要想保持傲人體格的不二法寶。在運動一小時中所燃燒的卡路里,視運動量和體重的比例而定,因此,固定做運動可維持全身的健美及不變的體重。

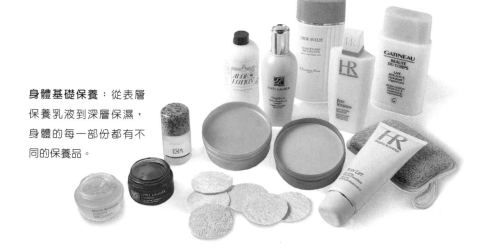

身體基礎保養:從表層保養乳液到深層保濕,身體的每一部份都有不同的保養品。

頸部、胸部及上半身

維護這個最易暴露的部位

脖子上的頸紋就像樹的年輪一樣顯示妳的年齡，這個部位的皮膚和臉部比起來較薄、較乾，防止水份流失的天然保護脂肪線也較少，肥皂、洗潔劑及香水都會令頸部乾燥而搔抓頸部。另外如絲巾，甚至劇烈的溫度變化也會造成頸部敏感。至於乳房，這個最能展現女性特質的部位，更需要妳的呵護來維持它們堅挺而結實的曲線。

頸部及胸部皮膚的保養

以洗面乳或卸妝乳液清潔頸部及胸前，特別留意頸背髮緣部位，因為頭髮的定型產品容易刺激皮膚。用磨砂膏去除角質層及粗糙的皮膚。然後以化妝棉浸濕無酒精成份的柔軟化妝水：如玫瑰露，潤濕肌膚——並在這部位上平穩地由下往上輕拍。

以乳漿或乳液保持頸部的濕潤，這兩種產品會很快被吸收，但仍要避免沾到衣服上。如果妳的皮膚不易過敏，可以使用含有果酸的乳液以維持光滑，並防止皺紋（火雞脖）的發生。防曬品

亦是必需的，檢查看看妳的保濕品中是否有此項目，並將SPF15號乳液優先列入考慮。胸前的皮膚較頸部薄且較油，這歸因於濃密的皮脂線，用含有果酸的保濕乳液能保持毛孔清潔，同時能使肌膚光滑無皺紋，胸部同樣需要使用防曬乳。

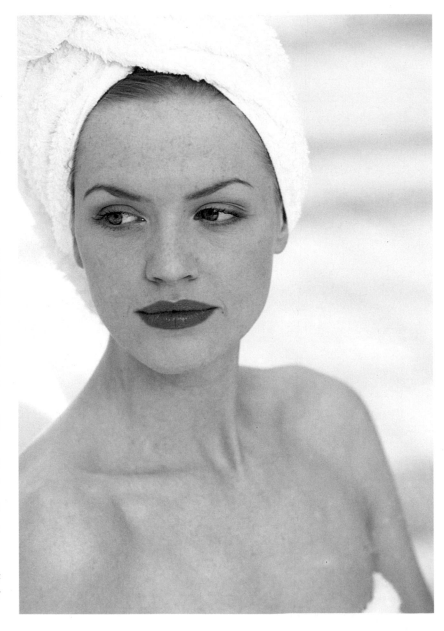

年齡洩祕者：頸部及胸前或許比臉部更容易透露妳的年齡，千萬不能忽視這個經常暴露在外的部位。

如何檢查妳的乳房

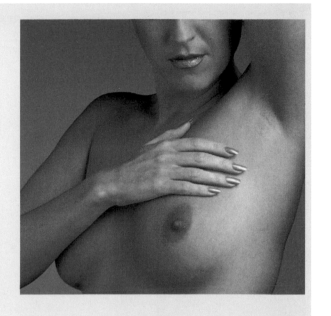

　　雖然每次做子宮頸抹片的時候，醫生都應該檢查妳的乳房，但是妳還是應該學會自我檢查，因為乳房的組織在經期階段會有所變化，最好的檢查時機是經期過後的第二天或第三天，而且每次經期後都應檢查一次，以確認自己是否正常。

1. 裸體站在鏡子前，仔細觀察乳房在不同姿勢時的變化，或者身體上的任何凹陷及皺紋。

2. 仰躺並將頭枕在枕頭上，先檢查左胸，在左肩下放一條折好的毛巾，左手放在頭下，如此可使乳房的肌肉組織完全伸展以易檢查。

3. 用右手有系統地輕輕撫摸整個乳房，看看是否有硬塊或不正常的地方。

4. 從腋窩部位開始逐漸移往乳房方向，檢查是否有硬塊。

5. 如果感覺到自己發現什麼東西時，檢查另一邊乳房的同樣部位，如果兩邊一樣，可能只是妳的身體構造如此。

6. 換右乳以同樣的方式檢查。

如果妳擔心有病變的話，最好盡快找醫生。

為乳房增添支撐力

　　從乳頭到乳房外緣的庫帕氏韌帶支撐著絕大部份的乳房，而胸肌則由乳房外緣延伸到上方的腋下部位，因此說乳房是懸掛著的，一點也不誇張。隨著年齡的增長或因哺乳的關係，乳房會下垂，使得韌帶及胸肌承受較多負荷，並讓皮膚鬆弛。

　　停經之後，脂肪開始減少，乳房的重量便減輕，逐漸呈現平坦、鬆弛的情形，以往支撐乳房的皮膚也失去彈性。當這種情形發生後，流汗往往會造成乳房下方出現疹子。

　　穿著合身的胸罩很重要，尤其在運動時及手術之後。此外，為使乳房更為堅挺，妳可在塗抹乳液之前用冷水潑灑胸部。具保濕作用的乳液有助於皮膚的彈性，並可防止曲張紋的發生。

　　定期為乳房進行按摩也有助於乳房的健康，但不可揉搓、壓擠或刺激得太厲害。一星期一次，溫和地以乾刷或磨砂膏去除乳房的角質，果酸乳液有助於維持肌膚表面的光滑。

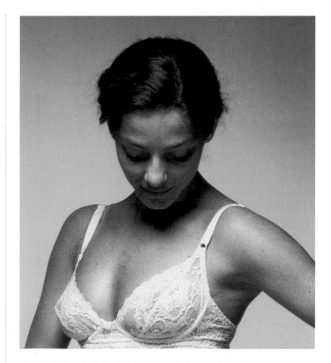

完全的吻合：妳的胸罩罩杯必須一點也不多地完全吻合乳房，外緣部份需堅實但不會陷入肌肉，有鋼圈的罩杯最具支撐效果。

上半身舒展運動

舒展乳房上方的胸肌及肩後的三角肌,將有助於改善乳房的形狀。妳可以隨興地重複做任何一個運動,但完整的系列每天至少要做二次。

半伏地挺身

呈半跪姿勢,手臂伸直超過頭部,分開稍比肩寬,彎下雙臂直到胸部輕觸地面為止,注意不要讓手肘碰到地板。

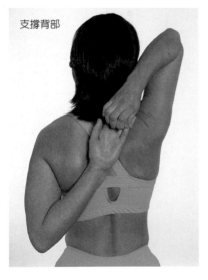

支撐背部

支撐背部

舉起右肘往後伸到背後和左手在背後交會,雙掌輕拍後握住約5秒鐘然後換手,如果妳的雙手無法碰及,可抓著一條毛巾做同樣的動作。

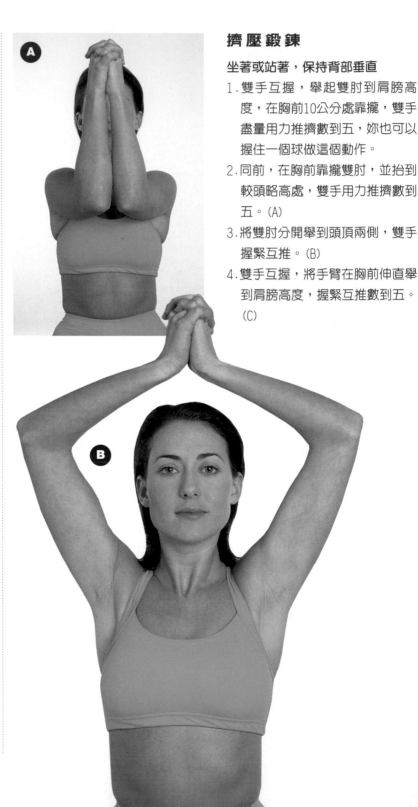

擠壓鍛鍊

坐著或站著,保持背部垂直

1. 雙手互握,舉起雙肘到肩膀高度,在胸前10公分處靠攏,雙手盡量用力推擠數到五,妳也可以握住一個球做這個動作。
2. 同前,在胸前靠攏雙肘,並抬到較頭略高處,雙手用力推擠數到五。(A)
3. 將雙肘分開舉到頭頂兩側,雙手握緊互推。(B)
4. 雙手互握,將手臂在胸前伸直舉到肩膀高度,握緊互推數到五。(C)

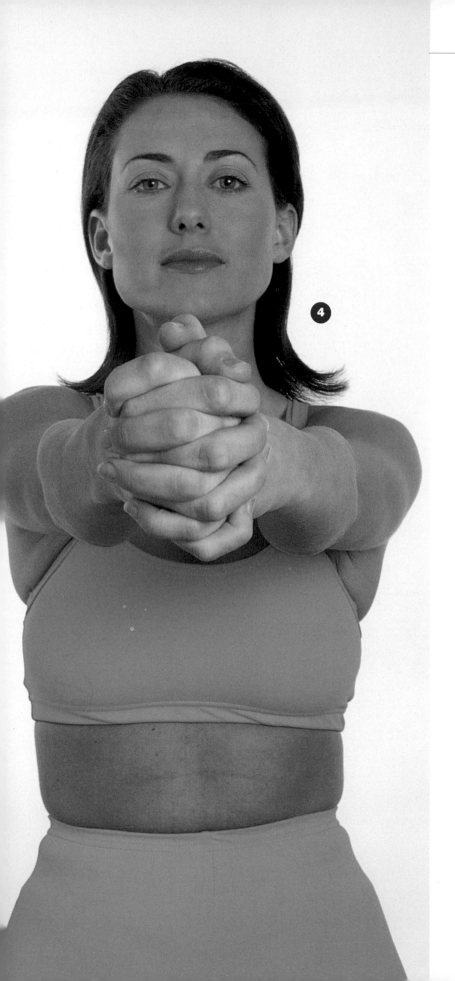

舒 展 並 使 頸 部 堅 實

在每次抹乳液或頸霜之前先做以下的動作。舒展的按摩運動可使妳的皮膚結實、頸部更柔軟。

1. 以雙手手背輪流輕輕地捶敲胸部,再往上移到頭部兩側及下顎,每隻手至少做十次。

2. 以手背快速輕拍下巴下方,每隻手至少三十次。

3. 將一隻手的姆指和其餘四指各放在喉嚨的兩側,快速但柔和地以圓形運動的方式,上下按摩五次,換手重複同樣的動作。

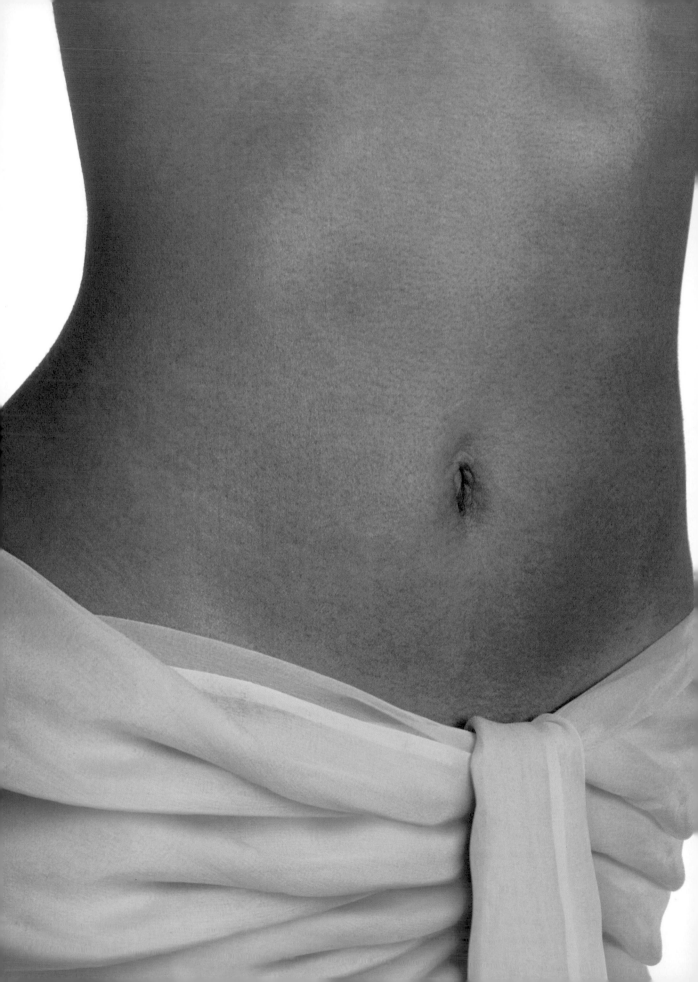

腹部
讓 腹 部 健 康 而 結 實

　　大多數女性對這個部位都缺乏信心，當妳到了四十歲，很少有人敢誇口自己的小腹仍結實如年輕時一般——如果她們年輕時曾經是的話。但只要固定做運動，即使產後仍能使身材的變形減到最小。

　　想到懷孕時腹部擴張的程度，就可以瞭解這個部位多有彈性了；保持皮膚的濕潤狀態可防止妊娠紋出現，同時可避免體重快速增加。在早期妊娠紋泛紅時，樹脂硫化酸可去除妊娠紋；但一旦變成白色後，除了手術外沒有別的辦法可以改善。

　　讓小腹恢復原形並維持健康的狀態，是女人最困難的工作，不過，鬆弛的肌肉經過定期的運動，除了能恢復健康的外貌，還可使下腹的支撐情形改善。

　　保持小腹的肌肉結實能使妳遠離背痛的煩惱，同時讓妳看起來更美麗。

　　試試第47頁的運動，讓它成為妳每日例行的運動之一，如欲激勵或鞭策自己，不妨到附近的健身房或美容機構，報名參加課程。

　　一般暖身操常包括低運動量的有氧舞蹈，主要的動作為一系列的舒展運動，而這些運動常針對收縮小腹的肌肉而設計，使用水底健身器材亦可快速達到效果。

運 動 能 改 善 妳 的 體 形

　　良好的體形能使妳看起來比實際體重少3公斤。每天重複進行三次下面這些基本動作，可以重新調整妳的姿態，。健美的體態是另一種自然美。

1. 背向牆30公分站立，面向室內，膝蓋放鬆，雙腳分開與臀同寬，往後方推擠小腹的肌肉，呼氣同時將頭、雙肩、上背及臀部往後靠。

2. 挺直脊椎，縮小腹，以雙手推牆呈正常站立的姿勢，向前直視收下巴，放鬆肩膀但不致下垂，這就是完美的姿勢。

背部支撐：良好的姿勢能使腹肌結實並有效支撐背部，遠離背痛及背部傷害。

腹部按摩

　　用此一系列的按摩動作可以減輕痙攣、便秘及脹氣，當肌肉組織舒展的同時，太陽穴緊繃的神經也會跟著放鬆。舒服地躺下，在膝下放置一個枕頭使背部放鬆。

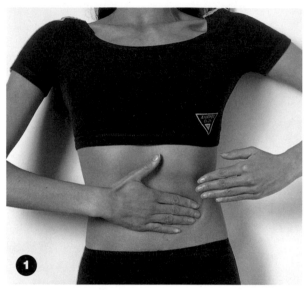

1. 以手指按摩從臀部到肋下的小腹兩側，然後以手掌輕輕推拍相同部位。

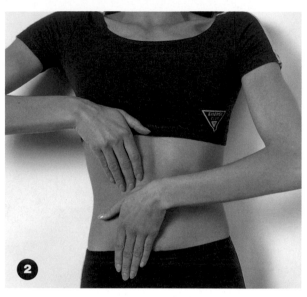

2. 以同樣的動作從右到左，在肋骨下方按摩小腹，然後依步驟 1 的動作按摩小腹兩側。

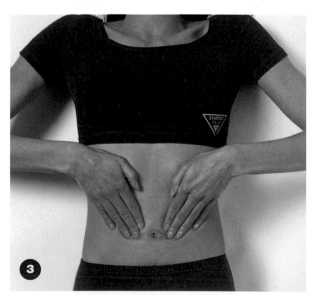

3. 用手輕拍肋骨下方到肚臍數次，重複往下及往外推拍到兩側。

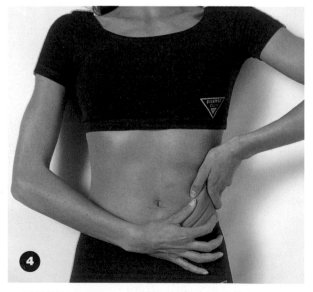

4. 抓起鬆弛的肥肉，用姆指和其餘四指揉滾它，並逐次由腹部中間往兩旁進行，這個動作可打散肥胖的肌肉組織。

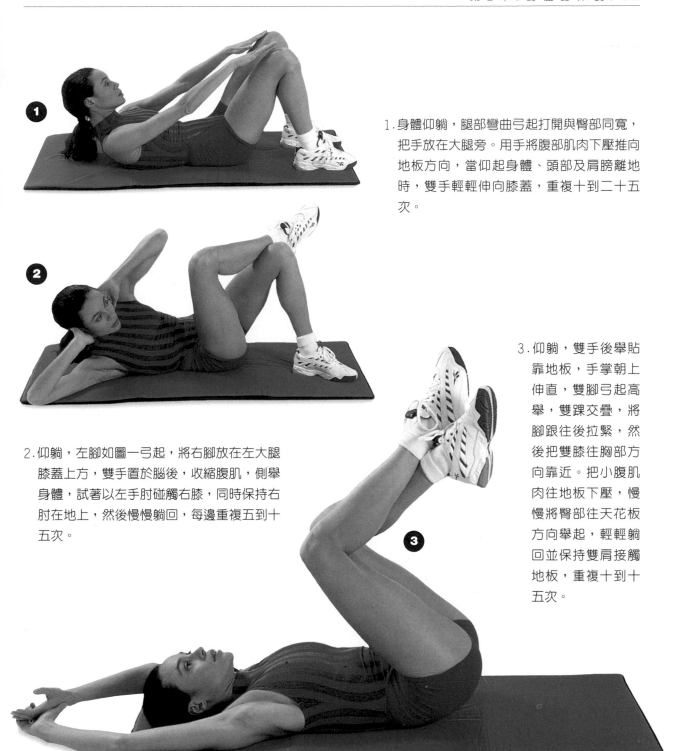

1. 身體仰躺，腿部彎曲弓起打開與臀部同寬，把手放在大腿旁。用手將腹部肌肉下壓推向地板方向，當仰起身體、頭部及肩膀離地時，雙手輕輕伸向膝蓋，重複十到二十五次。

2. 仰躺，左腳如圖一弓起，將右腳放在左大腿膝蓋上方，雙手置於腦後，收縮腹肌，側舉身體，試著以左手肘碰觸右膝，同時保持右肘在地上，然後慢慢躺回，每邊重複五到十五次。

3. 仰躺，雙手後舉貼靠地板，手掌朝上伸直，雙腳弓起高舉，雙踝交疊，將腳跟往後拉緊，然後把雙膝往胸部方向靠近。把小腹肌肉往地板下壓，慢慢將臀部往天花板方向舉起，輕輕躺回並保持雙肩接觸地板，重複十到十五次。

腹部運動

這一系列的動作可充份運動腹肌，且有助於伸展下背。

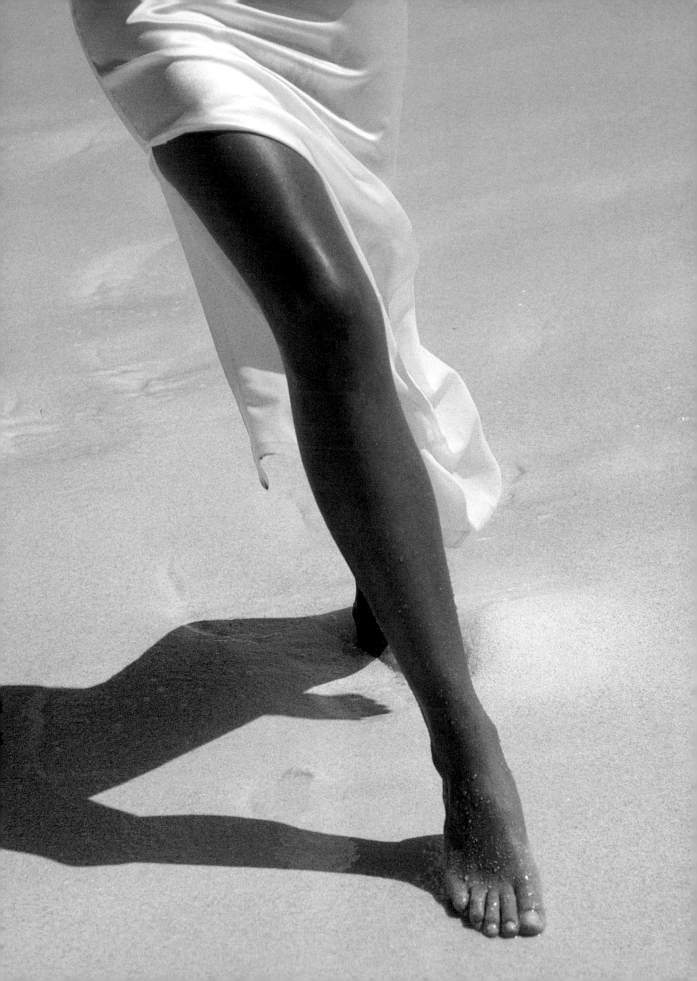

腿部
獲 致 健 康 而 結 實 的 雙 腿

椅子是腿部最大的敵人。長時期坐著意味關節會愈來愈僵硬，因為長時間使用或保持同一個坐姿，容易使血液循環不良而導致血管病變，尤其當妳習慣跨腿而坐時。

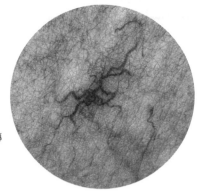

遺傳造成的紋路：
靜脈曲張紋可能是遺傳基因造成的。

血管的問題

有兩種主要的血管狀況會影響腿部。

第一種問題比較少，即在大腿及膝蓋內側出現靜脈曲張紋，這只不過是毛細管壁失去了彈性而呈現的明顯、永久的擴張現象，並不是血管破裂。會造成血管出現如此的狀況，多半是因為長期服用類固醇、懷孕或過度肥胖。

最常見的治療方式為硬化治療，在毛細管注射消炎性的液體以封住此擴張現象，以雷射治療方式把毛細管蒸發也愈來愈受歡迎。

第二種是中年後常出現的靜脈瘤，多半是過於肥胖，造成腿部承受持續的壓力所引起。懷孕也會導致靜脈瘤，除了體重增加的原因外；也因為荷爾蒙分泌的改變——這會促成靜脈壁的鬆弛與擴張，以容納體內所增加的50%血液。

靜脈會變成靜脈瘤是因為它還要供養深一層的靜脈及動脈。這些靜脈內有許多阻止血液回流的閥，一旦失控便會導致許多問題：血液屯積、高血壓、靜脈擴張、伸長、扭曲，甚至打結。

靜脈瘤的預防及治療

靜脈瘤不僅難看而且十分痛苦，往往會導致抽搐、疼痛、半夜抽筋；氣候酷熱、經期或長時間久站後，可能會引起踝部腫脹。

硬化治療雖可封住血管，但幾年之後血壓仍可使它再度張開，百分之九十的患者十年後會再犯。一勞永逸的解決之道是穿刺手術，將部份或全部血管結紮，

血液會改由其他的血管流過。

藉由運動或游泳可使血液循環暢旺，避免跨腿而坐或壓迫椅子的硬緣，都可避免靜脈瘤的發生，時時不忘將腳抬高，尤其晚上更應抬腿。多吃高纖維的食物以防止便祕，蘆薈汁是絕佳的腸胃保健食品，促進血液循環及舒張血管的藥片，都是有益的輔助品。

踝部腫脹的處理

當年齡漸長後，每天晚上踝部腫脹的現象會愈來愈常見，如果妳的踝部十分肥胖且皮膚呈緊繃而發亮，最好找醫生檢查，是否因肝、腎、或心臟的毛病所引起。

根據巴黎醫學研究機構楊比士的報告，由於久坐、體重過重、懷孕、服用某些藥物、甚至使用電毯，都可能使腿部靜脈擴張而減低排除過多水份的功能，導致踝部腫脹。

運動、上下樓梯、騎腳踏車都是明顯有效的改善方法。此外，從小腿到大腿以壓迫方式進行按摩，有助腿部血液及淋巴的循環順暢，減少腫脹情形，並減輕壓迫靜脈的重量。

反射治療是一種減低懷孕期或生產後腿部腫脹的溫和方式，同時能刺激淋巴的排出。涼性、尤其是含有薄荷成份的精油乳膠或噴霧劑，可使因長程飛行或長程渡輪而腫脹的雙腿恢復活力。每天晚上將雙腳膝蓋以下交替浸泡在冷水及微溫的兩桶水中，加入一些鹽，泡過冷水的腳放入溫水中時，會覺得像泡在開水中一樣燙，能有效刺激血液循環。

腿部運動

這些運動使大腿內側及後方，最脆弱的部位也顯得健康而有活力

1. 首先要拉開腿部肌肉，妳可以雙腿盤坐，雙掌置於腿前地板上，然後盡量向前彎腰，並保持約5秒鐘。

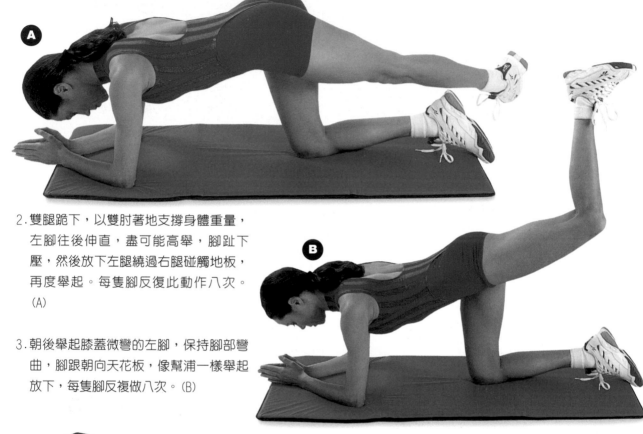

2. 雙腿跪下，以雙肘著地支撐身體重量，
   左腳往後伸直，盡可能高舉，腳趾下
   壓，然後放下左腿繞過右腿碰觸地板，
   再度舉起。每隻腳反復此動作八次。
   (A)

3. 朝後舉起膝蓋微彎的左腳，保持腳部彎
   曲，腳跟朝向天花板，像幫浦一樣舉起
   放下，每隻腳反複做八次。(B)

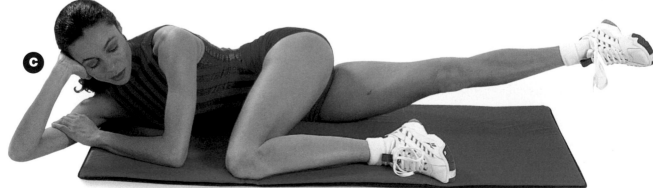

4. 朝右側躺，右手輕扶頭部，將右腿伸直，左腿彎曲並使膝蓋以下貼於地上，然後舉起左腿再放下，不要碰到
   地面，重複八次後換邊。(C)

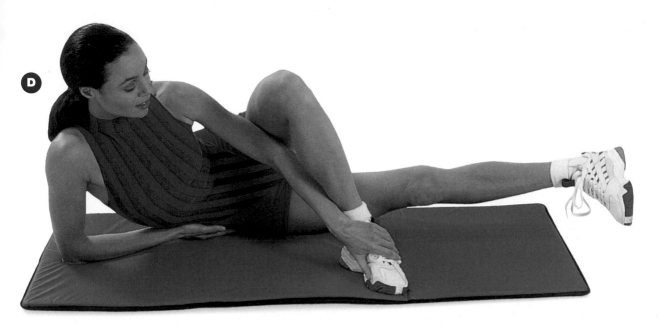

5. 現在彎起左腿，跨過右腿後，讓腳掌平置於地上，膝蓋朝上，握住左腳緩緩將右腿前後移動八次。然後再舉起放下右腿八次，不要讓右腳碰到地面。換腳重複同樣動作。(D)

6. 最後平躺，舉起右腳，把右膝盡量靠近胸膛，左手握住小腿或踝部附近，保持這樣的姿勢數到五，然後換腳。(E)

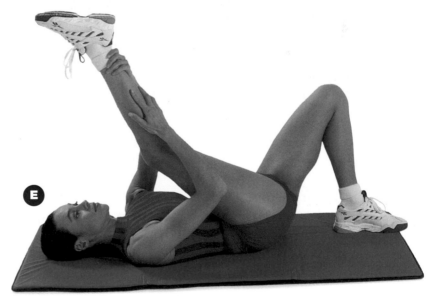

腿 部 按 摩

於每次抹乳液時重複做以下的按摩動作，可改善血液循環及皮膚組織，並減緩膝關節僵硬情形。

1. 坐在地板上，雙腿平伸，將一隻腿弓起，腳掌平於地板上，雙手在弓起的腿兩側，從踝部往大腿頂端輕輕拍打，每隻腳重複五次。

2. 雙手交替揉搓兩隻大腿，有節奏地推擠放鬆，然後從膝蓋上方開始慢慢向上拍打，雙手交替進行。

3. 在膝蓋部位以指尖劃圈圈按摩。再輕輕地用手拍打膝蓋，然後慢慢施加壓力，最後在膝蓋後方往上輕輕拍打。

4. 用雙手揉搓小腿肌肉，輕輕朝外抓起壓擠，然後在腿後輕輕拍打。

十大展現活力的部位

每天固定作30分鐘的運動，以保持富彈性且結實的身材

　　我們身體的結構就是為了能夠活動，常時期的靜止不動便失去了它的機動潛能。大部份活動的困擾肇因於中年以後養成的久坐習慣。專家估計，保持良好的身材可使壽命延長二年，只要養成固定運動的好習慣，不管是跳舞或瑜珈，都是有益健康的。

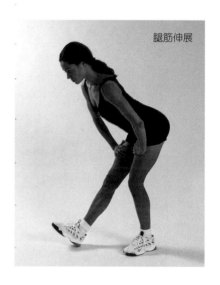
腿筋伸展

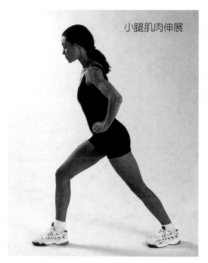
小腿肌肉伸展

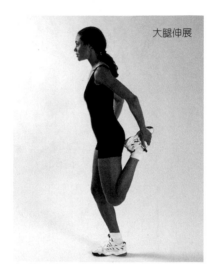
大腿伸展

暖身及下彎運動

　　在進行這十項運動之前及之後，必須稍做伸展彎曲的柔軟操，這可預防肌肉拉傷或關節受傷，每一個伸展動作約持續15到20秒。

1. 頸部及雙肩放鬆運動：雙腳分開與肩同寬，肩膀輕鬆地上下及前後活動，頭部微微右斜讓脖子完全伸展，維持10秒鐘後換邊。頭擺直，右肩朝耳朵抬起，往後，往下再往上，重複三次後，右肩改為往上，往前，往下再往上，也是重複三次。然後換邊重複同樣動作。

2. 手臂伸展運動：右手伸舉到頸後，以左手輕輕握住右手肘，往後、往上推動，直到感覺上臂完全伸展為止。換邊重複同樣動

作。

3. 肩膀肌肉伸展運動：雙手在前輕拍，然後逐漸抬起雙臂到超過頭部為止。

4. 伸展腿筋：右腳向前伸展，腳跟著地腳趾抬起，左腳彎曲腳掌平貼地面。背部打直放鬆，雙手放在大腿上，重心放在後腳，直到右腳完全伸展為止。維持此動作約10秒鐘，換腳重複動作。

5. 小腿伸展運動：右腳在前呈弓步，左腳打直。雙腳腳掌著地，腳趾前伸。頸背與左腳成一直

線，與右腿垂直。重心置於右腳，雙手放在腰上，膝蓋盡量彎曲，使小腿完全伸展。約10秒鐘，換腳重複同一動作。

6. 大腿伸展運動：以右腳站立，如果有必要，右手可以抓著椅子，以左手握住彎起的左腳，朝臀部方向抬起，保持這種姿勢，10秒鐘後換邊重複同一動作。

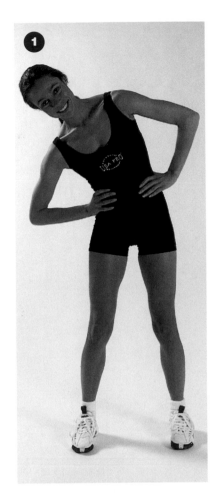

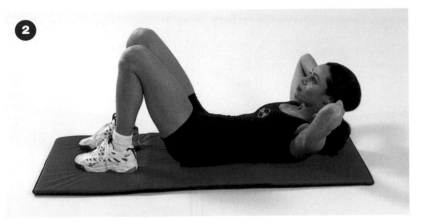

2.讓腹部扁平

反複：十到二十次。

動作：仰臥平躺，膝蓋彎曲，腳掌平貼於地與臀同寬，以雙手支撐頭部但不要用力推，往前蜷起上身，同時摒住呼吸，腹肌用力，慢慢躺回吸氣。

1.美腰

反複：每邊十五到二十五次。

動作：雙腳與肩同寬站立，膝蓋微微彎曲，雙手放在腰側，背部垂直，肩膀自然下垂，臉朝前，身體彎向右側使左側完全伸展，然後站直，換左邊重複動作。

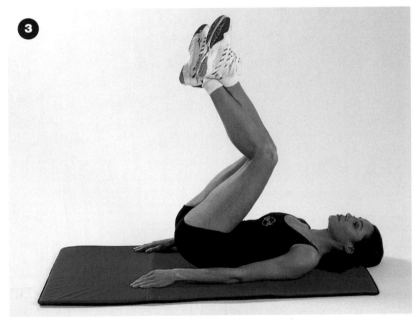

3.收縮腹部

反複：十到二十次。

動作：仰臥平躺，手臂置於兩側，膝蓋微彎，雙踝交疊，把腳抬向空中，在微微抬起臀部時摒住呼吸，維持這個動作數秒然後吸氣，再摒住呼吸慢慢把臀部放下，背部一直保持和地面接觸。

每天固定的運動

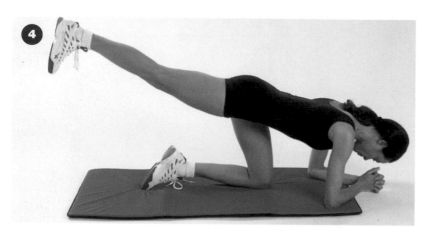

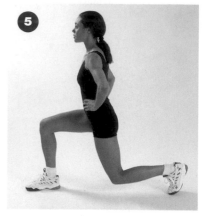

4.收縮臀部

反複：每腳十五到二十五次。

動作：四肢著地，膝蓋在臀下，手肘在肩下，以手臂維持平衡。抬起右腳到臀部高度，向後伸直，然後慢慢放低，重複幾次，然後換腳。在動作進行中必須縮小腹。

5. 修飾臀部及雙腿

反複：每腳十到十五次。

動作：右腳往前跨出，背部打直，雙膝彎曲直到左腳幾乎碰到地面，同時右腳呈直角。轉身換腳，重複同樣動作。

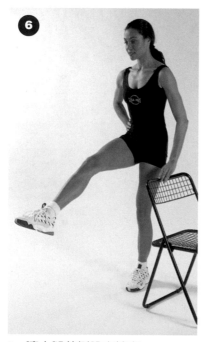

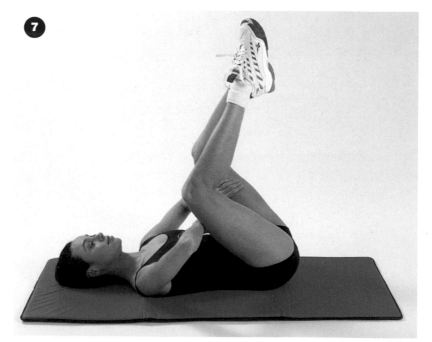

6. 讓大腿前側肌肉結實

反複：每腳十五到二十次。

動作：左手抓住椅背以支撐身體重心，雙腳往外打開站立，膝蓋朝外，右腳微屈，向前抬起到腰部的高度，再慢慢放低。重複幾次後換邊。

7. 讓大腿內側肌肉結實

反複：十五到二十次。

動作：仰臥平躺，雙腳彎曲，抬起雙膝至臀部上方，然後舉起雙腳使其與地面平行，背部貼著地面。雙腳盡量向兩側分開再合攏，將手臂放在兩側以維持平衡，也可將雙手放在大腿內側以產生抗力。

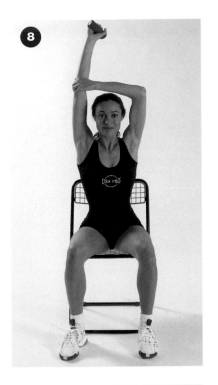

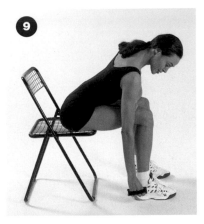

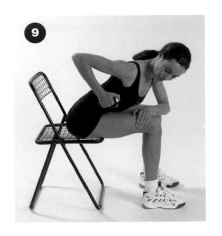

9. 修飾前臂及背部兩側

反複：八次為一單元，每隻手可作二或三單元。

動作：坐在椅子上，將1～5磅重的啞鈴放在右腳旁，左前臂橫置雙腿上做
為支撐，上半身向前靠使背部拉直，用右手拿起啞鈴舉到腋窩的
位置，頭跟著微向右偏，手臂靠緊身體，然後慢慢放低，不要讓
啞鈴碰到地面。

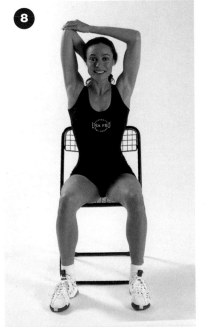

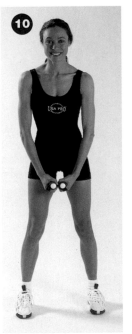

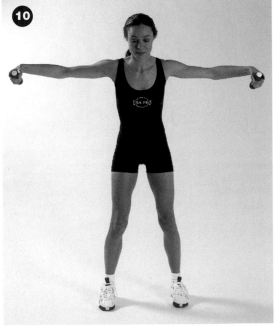

8. 美化手臂外側

反複：每八次為一單元，可重複作
二至三單元。

動作：坐於椅上，雙膝分開與臀同
寬，右手抓緊1～5磅重的啞
鈴高舉，左手放在右肘上；
將啞鈴向後方垂落，直到手
肘指向上方為止。

10.美肩

反複：八次為一單元，重複作三單元。

動作：身體站立，雙腳與臀同寬。腳趾朝前，雙手各舉1~3磅重的啞鈴置
於雙腿前，手掌向內。指節用力，向兩旁舉起至肩膀高度，手掌
向下，數到五，然後慢慢放低停在兩側。

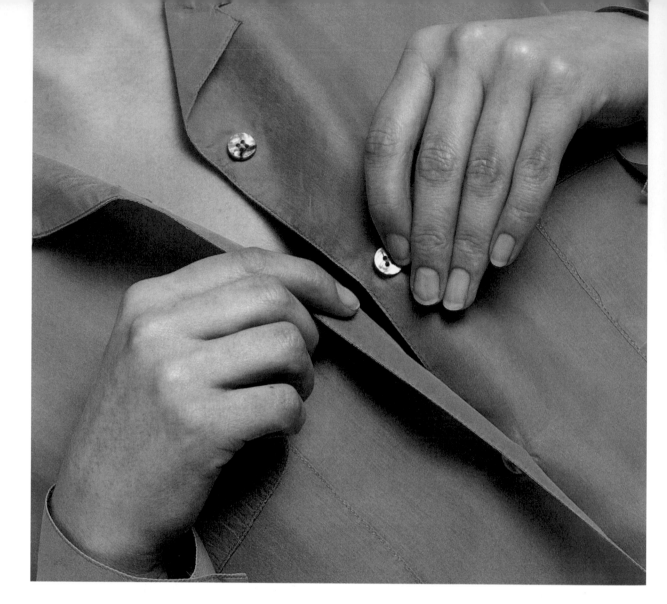

手部
擁有一雙高雅的手

雙手經常曝露在外,所以是最容易洩露也最難隱藏年齡的部位。如果必須做粗重的工作,保養雙手絕對有必要。千萬別吝於以護手霜滋潤雙手,最好每次洗完手之後都抹上護手霜。即使陰天也要塗上防曬油——有些護手霜含有防曬成份。避免直接接觸清潔劑,做家事之前養成戴手套的習慣。

以用於臉部的磨砂膏去除手部的粗糙表層,及清除灰塵和污垢,特別留意指關節的部位。抹上一層薄薄的淡綠色保濕霜可防止紅斑。固定地按摩及運動(見58頁),可維持指頭的靈活及彈性。指甲應修飾得具吸引力。

克服老人斑

紫外線照射是雙手最大的天敵,不但會使皮膚鬆弛、失去光澤,還會長雀斑,法國人喜歡打趣地將老人斑稱作「墓園勳章」。這種棕色的斑點主要是因為黑色素沉澱所致,程度較輕時可以消除。定期以滲入對苯二酚(歐美地區的法定比例是百分之二)的乳液,可以破壞皮下組織的色素,身體的新陳代謝會自動將其排除。

指甲--保護的機制

指甲最重要的功能在於保護特別敏感的指尖,增進撿起東西的能力。專家們相信,構成指甲的角質蛋白,大約花了3億年以上的時間,才演化成今日平滑、半透明的形態。呈粉紅色具光澤的部份多半是由死的細胞組成,柔軟的基礎母體是指甲唯一具有生命的部份,在這個部位。新的細胞長出,將老化或死亡的指甲往上推出,以保護整個指域。

儘管指甲的生長速度時快時慢,但卻是持續性的,它與毛髮的周期性生長不同。小孩的指甲從底端長到尖端需花六到八星期的時間,成人得花上三到四個月;四十歲以上的人,指甲的新陳代謝緩慢,容易形成角化的現象。習慣用來寫字的那隻手,指甲生長速度較快,那或許是因為指頭的循環作用較佳的緣故,夏天的生長速度又比冬天快,因冬天的氣候會妨礙循環作用,尤其在嚴寒的季節最明顯。懷孕、陽光及運動都會使指甲生長速度增加。

節食與保濕的重要性

健康而強壯的成長有賴健康而適宜的食物。角質素包含了高單位的硫、硒,量較少的鈣、鉀以及其它微量的礦物質。缺乏鐵、鋅或者硫磺胺基酸、維他命B1及維他命C常會導致骨質疏鬆。經測試:吸菸者指甲所含礦物質的成份,要比不吸菸者稀疏許多,這可能是因為吸菸會抑制循環作用所致。指甲的軟化及白色斑點,是否因基質在過去受到刺激或傷害,而非因缺少鈣質所引起,仍是一團謎。根據頭髮及指甲的營養產品製造公司的研究,二氧化矽(silica)能幫助角質層及骨質的聚合,因此可以預防指甲的皸裂。

指甲的水份十分重要,如果水份少於百分之十二,就會開始皸裂或斷裂。保護手部皮膚及指甲的防護油,可以隔離清潔劑,並且維持手部的滋潤。不過在冬天,即使護手霜也無法阻擋室內暖氣及室外酷寒對手部的傷害。以乳液定期拍打、按摩手部,可防止手部及指甲的氧化。冬天記得戴禦寒手套,需做清洗的家事時,也一定要戴防水手套。

留指甲

修長的指甲往往是高貴的象徵,不僅會使短的手指看起來較長,也會讓手看起來更美觀。但如果過長時就會顯得滑稽可笑,在流行素雅的今日也很不合時宜。年齡較長或手指較細、指節較突出的雙手,留短指甲看起來比較不會像爪子。

保持指甲實用的長度,可防止皸裂破損。指甲愈長,所需的韌性必須愈佳。理想而平整的指甲應剛好齊指尖。白色部份的型狀和指甲根部的半月型相當。千萬別用假指甲,它們會破壞指甲的表面,而且所費不貲,看起來也不自然。

手 部 及 指 甲 護 理

柔軟粗糙乾裂的指甲:以大量手霜按摩手部,然後立刻戴上棉質手套,再戴上乳膠製的手術手套,二小時後脫下來;或可戴著睡覺,第二天早上再脫掉。

強化脆弱的指甲:塗飾蛋白質或多元酯配方的指甲油。每天均以保養油按摩指甲根部並保持濕潤。

修護分裂的指甲:以銼刀將指甲分裂處挫到最底部,再以防水的透明指甲繃帶修補指甲,然後塗上一層亮光油或指甲強化油。

修補皸裂:盡可能把指甲銼到最短,再以磨光棒磨平指甲頂端,直到指甲頂端平滑為止,以防止皸裂部位往下延伸,然後塗上強化劑。

磨平指甲:以磨光棒砂質的一面將指甲表面磨平,以平滑的一面磨亮,再塗上一層補平的指甲油。

手指靈活運動

按摩及運動能維持手腕、手掌、手指、及指甲的健康，並使血液循環順暢，關節更靈活。在每次塗乳液時，進行如下的快速按摩，也可以在入睡前塗橄欖油或杏仁油。

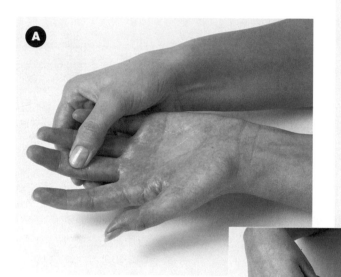

手部運動

1. 以姆指及食指夾住另一隻手的手指，輕輕按順時鐘方向轉動三次，再以反時鐘方向轉動。每隻手指均作一次。
2. 以順時鐘方向慢慢轉動手腕數次，再反向進行數次。
3. 以一手手掌壓迫另一隻手背，慢慢將手腕往下壓彎。
4. 最後將雙臂放鬆在身體兩側垂下，放鬆手部、腕部及手指。

手部按摩

1. 在掌中滴一點乳液或油，用另一隻手的姆指，在指間及沿著每支手指，以畫圈方式旋轉按摩。(A)
2. 以食指及中指，鉗住另一隻手的指頭，由指根到指尖用力壓迫按摩。(B)
3. 再倒一些乳液或油於手掌，以另一隻手的姆指用力畫圈按摩掌心。
4. 再加一些乳液，以用力朝上的動作，按摩手掌到手肘的部位。每做完一次便將手舉起展開。
5. 在前臂由手腕而下到手肘的部位，以姆指做做畫圈動作進行按摩。(C)
6. 換手重複同樣按摩步驟。

修剪指甲的 6步驟

修指甲不需要大費周章，即使妳沒有擦指甲油的習慣，每週一次的修整仍能保持指甲的美觀。

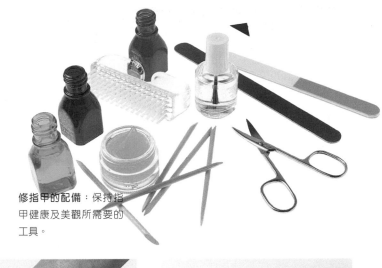

修指甲的配備：保持指甲健康及美觀所需要的工具。

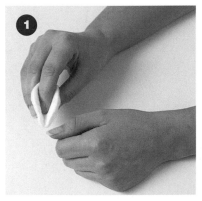

1. 以溫和不含丙酮的去光劑清除舊有的指甲油，可預防指甲易碎乾燥。

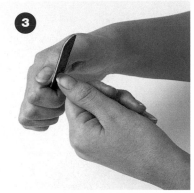

2. 將指甲浸泡在微溫的肥皂水中兩分鐘，然後以棉棒吸乾水分，並輕拍指甲的表面。

3. 以橘子枝清理指甲下的污垢，清洗後，再用細的金剛砂板修平指甲，再沿指甲周圍輕輕修整。

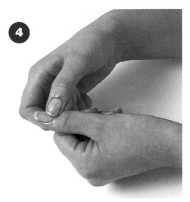

4. 再沖洗一次，並吸乾水份，在每個指甲表面滴一小滴油，以另一隻手的姆指指心按摩，讓油滲入指甲中。

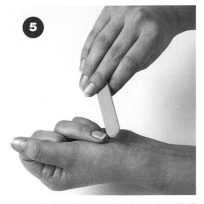

5. 以磨光棒將指甲磨光，這個步驟能促進循環作用，有助於平整指甲表面，預防指甲尖端裂開並保持指甲的自然光澤及健康外觀。

6. 以富含蛋白質的指甲保護油抹在指甲上，以強化脆弱的指甲、預防指甲龜裂、末端裂開，及殘留指甲油的傷害。最後塗上適合妳膚色的指甲油。

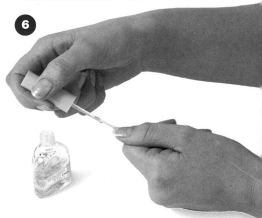

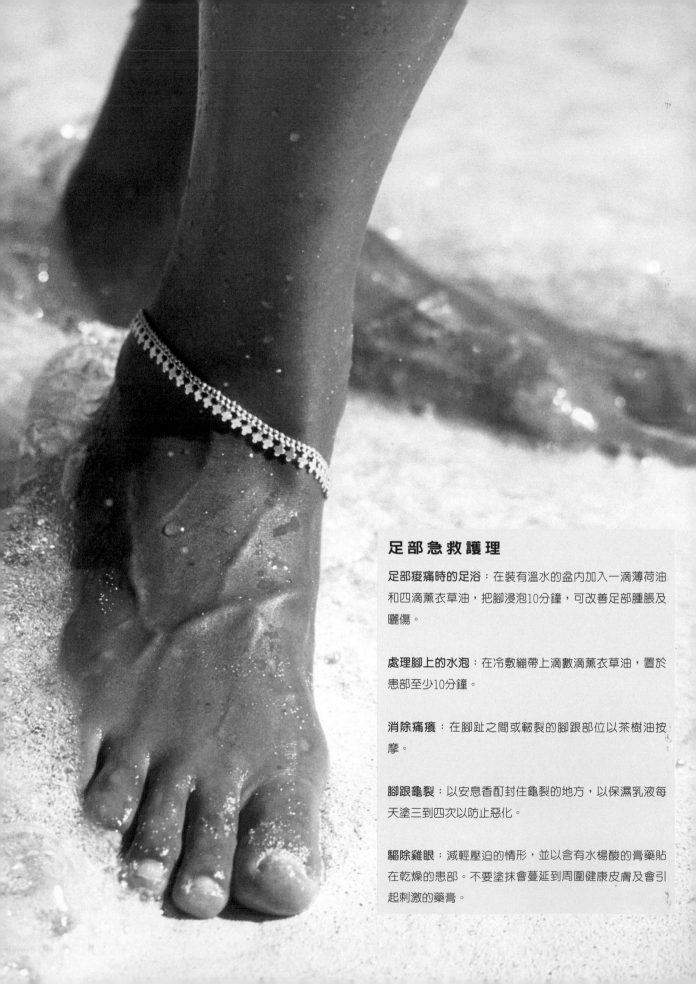

足部急救護理

足部痠痛時的足浴： 在裝有溫水的盆內加入一滴薄荷油和四滴薰衣草油，把腳浸泡10分鐘，可改善足部腫脹及曬傷。

處理腳上的水泡： 在冷敷繃帶上滴數滴薰衣草油，置於患部至少10分鐘。

消除痛癢： 在腳趾之間或皸裂的腳跟部位以茶樹油按摩。

腳跟龜裂： 以安息香酊封住龜裂的地方，以保濕乳液每天塗三到四次以防止惡化。

驅除雞眼： 減輕壓迫的情形，並以含有水楊酸的膏藥貼在乾燥的患部。不要塗抹會蔓延到周圍健康皮膚及會引起刺激的藥膏。

足部

保 持 健 美 的 雙 足

足部是保持身體平衡的部位。腳骨頭精緻的結構使我們能伸縮自如，並且維持上半身的活動性。如果妳的腳受傷了，妳的姿勢也會受到影響。足部的疾病會影響到其他關節，而使全身失去平衡；例如，頭痛或許肇因於妳走路的姿勢不正確。反射理論學者認為，足部的穴道和全身各器管相連（參見P.116），所以足部的健康關係著妳的幸福。

選擇合適的鞋子

對女性的足部而言，設計良好並富品味的鞋子，並不意味就是最舒適的，不過仍有可能找到二者兼具的產品。根據《美國骨科護理雜誌》（American Journal of Bone and Joint Surgey）的報導，百分之七十五的足部毛病肇因於長時間穿著高跟鞋，使腳趾被迫向前擠壓而彎曲，於是全身重量集中在腳跟和趾腹。這種特殊的重量支撐方式，使腳部無法完全承受動作的壓迫，走路壓力反射到脊椎，背痛及頭痛因而產生。

趾腹或腳腹易長雞眼，主要是因為過高的鞋跟，使前述部位被擠在鞋子最窄的地方，厚皮發生是一個警訊。雞眼或硬皮的形成，是為了保護骨頭和關節避免受傷害。

改穿平底鞋並不是最佳的解決辦法，因經常穿高跟鞋會使小腿後的肌腱變短，若突然下降幾公分，會令腿部不適應。

如果妳習慣穿高跟鞋，那麼先從改穿矮跟的鞋子開始，會比較舒服；當腳部承受的壓迫不再像以往那麼重時，後背的壓力也會跟著減輕。高矮跟交錯著穿，是保持腿部肌肉及肌腱有彈性的有效方法。記住：當跑步、散步或運動時，應穿著底部能充份吸收壓力的球鞋。

保持足部彈性

腳部治療醫師建議，光著腳在室內走動是運動足部的好方法；當然，能在沙灘上運動更好。抓一把濕的沙子，當作天然的磨砂膏按摩腳趾。海灘涼鞋雖然很時髦，但必須十分合腳，後跟必須完全被包住，鞋端設計必須能使腳拇趾平放，而其他腳趾能彎曲自如。涼鞋的鞋帶及邊緣設計，必須使腳拇趾和鞋底吻合，且能使整隻腳保持平衡。

夏天應養成保持足部滋潤的習慣，以防止硬皮或乾裂。冬天穿全包式的鞋子腳容易流汗，應注意保持腳部的乾爽，讓腳不時透透氣。一雙鞋不要連續穿兩天，每天換不同的鞋子穿。

足部衛生的重要性

腳部最常見的毛病是香港腳，光在英國，每年就有五百萬人的腳受這種蕈狀傳染病的襲擊。即使妳不是運動員也很容易傳染到，因為健身房及游泳池的高溫潮濕是黴菌滋生的最佳環境。

香港腳的症狀通常先出現於第四和第五腳趾之間，當此處發癢、刺痛、發炎時，便是香港腳的前兆。如果早期的症狀沒有處理，一旦破掉流水便會擴散到整隻腳，甚至傳染到手部及手指。

某些香港腳的惡化是因使用未經醫師處方的乳膏而造成，所以最好經醫師建議，使用具有防黴成份的抗菌藥物。

如果情況不見改善，建議最好是改變穿鞋的方式。黴菌主要寄宿在角質細胞裡，也常常堆積在鞋子或襪子裡，有時則寄生在趾甲的縫隙及皮膚的纖維達兩年以上。

有效的衛生保健能使妳遠離香港腳，每天洗腳並仔細檢查，尤其腳趾部位一定要完全擦乾，並擦上防黴菌的爽足粉，在公共浴室或游泳池畔、更衣室一定要穿拖鞋。不要和別人共用毛巾或穿別人的鞋子。買鞋子時，準備自己的絲襪試穿，千萬別向店員借用絲襪。

足部運動

　　遵循以下兩頁所提供的按摩、運動及每日足部治療法，將能保持足部的彈性及結實而乾爽的皮膚。每天固定作足部、腳踝及小腿的運動，能促進血液循環、減輕腳部疼痛及腫脹。

實用的足部治療

每週至少一次磨銼足部，最好養成每天洗澡時磨銼的習慣。

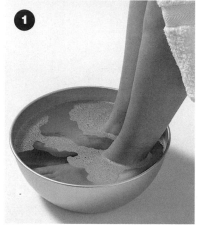

1. 將腳浸在微溫的肥皂水中，然後以毛巾抹乾。

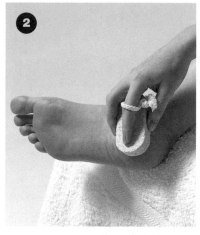

2. 用浮石在腳後跟、拇趾及腳底去除死皮，不要用會刺激或傷害皮膚的金屬銼刀。

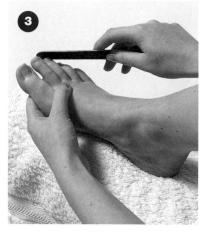

3. 用指甲刀修剪腳趾甲，並將可能長進趾肉裡，或容易裂開的趾甲剪掉，以金剛砂板將周圍磨出適當平整的外形。

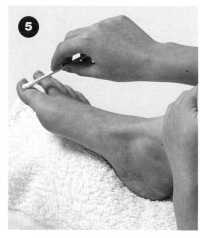

5. 在趾甲根部外皮塗上乳液，用拇指指心按摩，再以棉花棒輕撫趾甲跟上的表皮。

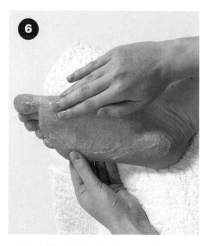

6. 以磨砂膏或死海鹽，用畫圈按摩的動作按摩腳底，然後沖洗擦乾，尤其要注意趾間的乾燥。

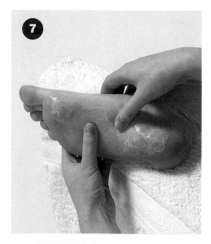

7. 用保濕霜按摩足部，尤其是腳後跟；對於須保持乾爽及避免感染的趾間部位，可用滑石粉代替。

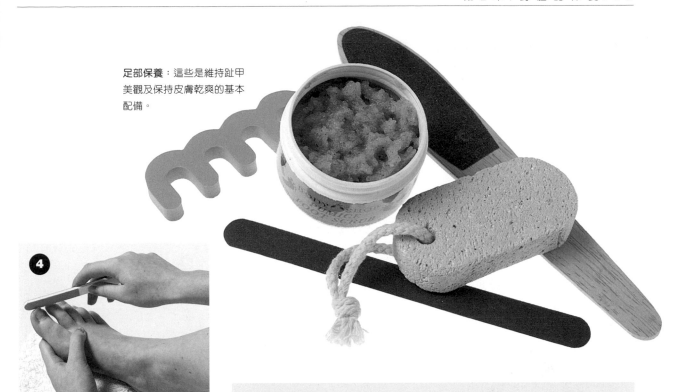

足部保養：這些是維持趾甲
美觀及保持皮膚乾爽的基本
配備。

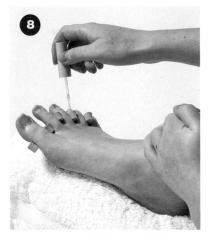

4. 用金剛磨砂板的粗糙面去除腳趾
周圍的乾糙皮膚。

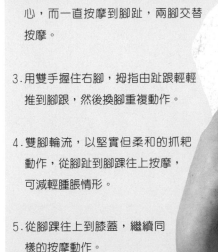

8. 用分趾器分開腳趾，然後擦上富
含蛋白質的亮光油，以強化趾甲
防止斷裂，指甲油也較易附著。

足部按摩

採用芳香療法按摩足部是極舒暢的運動。在5毫升的杏仁媒介油中滴入一滴
薄荷油按摩足部，可減緩腳部腫脹、疲累且能振奮精神。其他適合足部的油
精，還有具防黴功能的茶樹油，或具防臭作用的薰衣草油。

1. 在腳上抹少許油，從趾頭到腳踝用力拍掃按摩。以手指撐住右足，用兩隻拇
指輕輕按摩趾間，再沿腳底到腳跟輕畫圓圈按摩，然後換左腳重複同樣的動
作。

2. 以拇指用力施壓於腳底，由後腳跟到腳
心，而一直按摩到腳趾，兩腳交替
按摩。

3. 用雙手握住右腳，拇指由趾跟輕輕
推到腳跟，然後換腳重複動作。

4. 雙腳輪流，以堅實但柔和的抓耙
動作，從腳趾到腳踝往上按摩，
可減輕腫脹情形。

5. 從腳踝往上到膝蓋，繼續同
樣的按摩動作。

臀部及大腿
瞭 解 並 防 止 蜂 窩 組 織

有百分之八十的女性，在一生當中多少都會產生一些蜂窩組織（或橘皮組織）。醫師很不願意承認，但事實上凹陷、皺褶又有斑紋的皮膚，對女性造成的傷害比肥胖更嚴重。為什麼節食、減肥不能改善此症狀？有沒有其他的解決方法呢？

蜂窩組織的形成

蜂窩組織是女性特有的毛病，除非嚴重病態地肥胖，否則男性病例很少見。女性平均有三百五十億個脂肪細胞，而男性只有二百八十億個。脂肪細胞位於肌肉周圍，主要在維持體溫。當女性懷孕時，食物為胎兒所吸收，母體營養容易缺乏，而脂肪細胞則提供了母體的生存能量。橘皮組織可能形成的原因，和過於精緻的食物、碳酸飲料、酒精、咖啡、吸煙或久坐都有關係。荷爾蒙常被認為是導致橘皮組織的主要成因，女性荷爾蒙激增後，無用的荷爾蒙會沉積在脂肪內，從而形成橘皮組織。服用避孕藥會刺激橘皮組織的生長並囤積水份，而遺傳也是造成橘皮組織的成因之一。

蜂窩組織形成的二個階段

根據伊蘭索實驗室的研究報告指出，蜂窩組織的形成，包括水性蜂窩組織，及油性蜂窩組織兩個階段。水性蜂窩組織發生在經期的初期，此時身體儲存水份及油脂以備排卵。而雌激素使血管壁變薄，殘留物及油脂會竄流至附近的肌肉組織中。如果水份殘留得比油脂多，便會開始膨漲。在經期結束後，水份回到淋巴循環系統，但若油脂未能完全消耗燃燒成能量，則會形成油性蜂窩組織。

抓起一吋肉：當妳抓起一吋肥肉時，蜂窩組織的早期徵兆很容易看出來。妳發現蜂窩組織了嗎？還是妳已通過這項測驗？

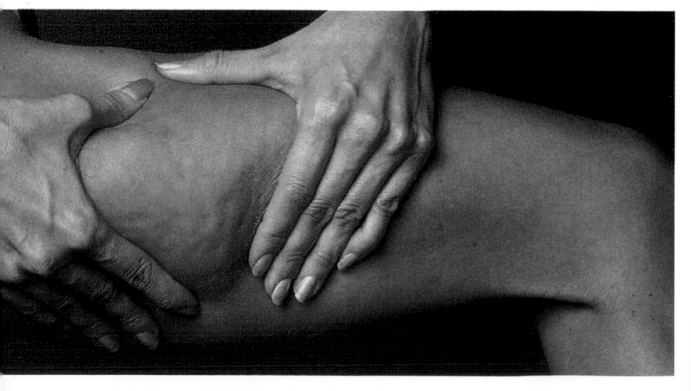

平滑運動

掃刷乾皮：用柔軟但結實的天然毛刷,從腳底經腳部到大腿、臀側及臀底,刷掉乾燥的皮膚,可刺激淋巴液的循環,當然也有去角質的功能,同時會使表皮灼熱。情況嚴重時每天刷一次或一星期三到四次,處理之後沐浴,並用冷水漬洗以達刺激按摩效果。

按摩：用拳搥打會損壞脆弱的皮膚,且無法擊碎殘留的油脂。輕柔按摩可促進血液循環,並使抗蜂窩組織乳液更易滲透。每天以畫圈按摩的方式按摩腿部至少三分鐘,並以手指搓揉,最後用手心用力往上拍掃。

運動：壓力及久坐的生活型態都會使脂肪下沉,但千萬別做鍛練肌肉的運動,那會將肥肉推向皮膚,而使凹陷的情況更嚴重。做一些可燃燒能量,及促進循環的運動較實際,像是競走、騎腳踏車、有氧運動、跳躍或彈跳等運動。

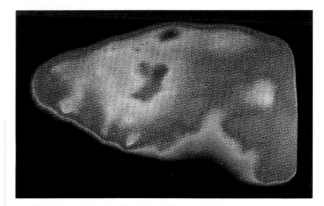

脂肪的變化：超音波掃瞄呈現治療前的蜂窩組織

抗橘皮組織食譜

　　低脂及高纖的食物,較精緻的食物容易在體內分解吸收、消除及排出。食物的組合也能幫助新陳代謝及增進食物功效。少量多餐可維持能量、防止腫脹且抑制脂肪沉積。

●多吃新鮮的蔬菜及水果,清蒸或生食較易保留維他命及礦物質。煮熟的豆類如扁豆、蠶豆等,都是豐富的纖維來源。

●小心選擇蛋白質,避免吃不易消化的紅肉。可選擇雞肉,最好是吃魚,乳製品盡量少吃,蛋也要適量。

●避免碳水化合物及澱粉,如餅乾、蛋糕、糕餅食品及糖果、巧克力等。

●不要去嘗試可口的食物,而鹽、糖及辛辣食物應有所限量,可以香料植物代替。

●避免食用動物油,例如奶油;植物油限量食用;節制豐盛的餐宴。

●每天至少喝1公升半到2公升的水,忌喝咖啡、茶、碳酸飲料、酒等飲料,可以花茶代替。

●戒菸,因為它有害血液循環。

　　如果妳有水性蜂窩組織,那麼當妳抓起肥肉時,皮膚表面應是彎曲、緊繃而有光澤;用力下壓時,手指會沉入膨鬆的表面,而平時也會感到這部份的皮膚漸漸腫脹。及早發現水性蜂窩組織可防止它向下一階段發展。選用淋巴排除技巧,像是掃刷皮膚、按摩、運動等,都可暫時消除腫脹現象。

　　油性蜂窩組織發生在經期快結束時,因之前未燃燒的脂肪堆積所造成,脂肪細胞因脂肪酸及糖份而變肥,毛細管附近被壓迫使血管漸漸充血,循環作用減緩;彈力蛋白及膠原纖維也被壓迫,因而導致組織失去原有機能。

　　如果妳有油性蜂窩組織,那麼當妳抓起一把肥肉時,會出現像橘子皮一樣的典型顆粒狀皮膚,戳它時會痛,因為脂肪細胞壓迫到神經末端。血液循環不良使橘皮組織之上的皮膚容易淤血,且溫度比正常的皮膚涼一點。爬樓梯及節食能防止油性蜂窩組織聚集,在經期的後半段更應注意執行。按摩也有幫助,皮膚保護乳液則能使表皮平滑。

塑身乳液的優點

　　傳統的緊膚乳霜已由新的配方所取代，像CD的塑身乳膠便含有整肌的功效，不但不會疼痛，也很容易吸收。新的塑身乳膠真正的好處在於它能使皮膚表面看起來、摸起來都很光滑，或許有一天真的也能更結實。

　　英國廣告標準局(ASA)對去蜂窩組織的乳液評定為「過於誇大」，ASA發言人卡洛琳‧克洛佛（Caroline CCrawford）指出：「很多人以為擦了乳液，蜂窩組織就會消失，但千萬不要相信這些神奇的廣告。」

　　雅詩蘭黛的研發部副總裁丹尼爾‧梅斯（Daniel Maes）則警告大眾：「我們並不知道有什麼藥物能消除蜂窩組織，但重點是重建表皮，而不是去除脂肪。」據該公司的超音波測試中心透露，皮下組織的彈力蛋白及膠原蛋白纖維被破壞後，留下的空隙會被脂肪所填滿。梅斯建議用果酸和抗氧化劑混合的配方來按摩，可以填補凹陷的部位，同時增強皮膚組織再生的能力。

　　或許，最先進的治療法是蘭克斯特針對可傳導磁性的脂肪細胞所研發的產品：以配備永久電池的微晶片製造磁場擾流，迫使紊亂的細胞重新定位；而在這個過程中，脂肪便會被燃燒。

什麼是適合妳的塑身乳液？

　　塑身乳膠的成份是如何產生作用？其所含的脂肪分裂素能刺激單磷酸嘌呤（AMP），這種分子能促進脂肪細胞中的分解酵素，從而調整脂質。而利尿劑能幫助水份排出；皮膚強化劑則使皮膚組織結實又光滑。其他成份還包括：

● 海藻：海草能使淋巴循環順暢，抑制水份囤積。
● 抗氧化劑：維他命C和E能抑制自由基，維持彈力蛋白及膠原蛋白，使皮膚結實有力。
● 果酸：使皮膚表面平滑有力，並能刺激膠質生長。
● 卡尼丁：增進脂肪的新陳代謝。
● 精油：迷迭香和羅勒能刺激血液循環，茴香、絲柏和杜松則能利尿。
● 植物抽取物：七葉樹果實有助於血液循環，常春藤能減少水份殘留並消炎，ruscus能強化血管及毛細孔的運送功能。
● 軟珊瑚：能抑制因彈性蛋白缺乏而引起的發炎。
● 維他命A酸：幫助膠原蛋白的生長。
● 黃嘌呤：燃燒脂肪，並遏制咖啡因、氨茶鹼、茶鹼等物質殘留體內；馬黛茶、guarana也有同樣功能，也經常使用。

美容院對蜂窩組織的療法

全身按摩：治療內容包括了磨皮、海藻泥乳膠指壓、海藻敷全身(重點在臀部及大腿)，一次之後能立刻感覺到皮膚的改變，但建議最好做五到八次，可備份方在家使用。

超音波治療：是一種擊碎脂肪囤積、腎膽結石的醫學治療。聲波穿透肌肉組織時，會使脂肪細胞每秒鐘振動一百萬次。這種小型體內按摩可將脂肪震碎後隨淋巴排出，要治療三次之後才能見效，但最好進行十到十二次。

電療：建議一星期做二到三次，一次約20分鐘，並視蜂窩組織的多少而定，連續做十到二十次，定期且持續地治療。如果裝有心律調整器，或體內有植入任何金屬（包括子宮頸環）、懷孕或皮膚及循環系統有毛病，在進行電療前，應先請教醫師。

　　電療所用的兩種電流，可分開或合併使用，以舒活組織並擊碎蜂窩組織。第一種是用交流電，此療法稱為EMS，其電極鞘以化學纖維墊綁在肌肉上，當脈衝到達電極鞘時，肌肉即會接觸到電流而立即振動；高頻的電流也可以刺激淋巴，並稍具暫時減肥的功能。

　　另一種是直流電，其療法稱為iontophoresis，它能改變皮膚的電阻障壁，並將保濕霜或溶解脂肪的治療藥物推入皮膚深層。電流和乳液會隨著皮膚表面的金

屬探針或滾輪一起進入皮膚。此種療法所用的是一種
具干擾作用、緩慢斷續的電流，能使疲軟的皮膚看起
來光滑有活力，並且移除脂肪細胞。

臨床治療法

如果妳已試過所有的方法而依然不見改善，美容整
型手術可能有效。如有必要應先減肥，這些治療或許
十分激烈，但對過份癡肥的人而言恐怕不見得有效，
而且也不是一勞永逸的辦法。

分解纖維細胞：微細的電解針被注入皮下並接上電極
鞘，微弱的電流迫使脂肪細胞產生電阻效應而燃燒。
儘管在醫師的專業技術下可控制電流的強弱，但仍會
感到不舒服；因針尖而造成的淤血也難以避免。建議
在進行此項治療時應節食，十八個月的持續治療即可
停止。

注射治療：以空氣壓力及精微的皮下注射，將數滴類
甲狀腺藥物成份(如氨茶鹼、酵素、血管擴張劑等)導
入，激使脂肪細胞燃燒成能量，同時血液及淋巴循環
也會較暢旺。建議進行十到十五次的治療。病人通常
會在每年初夏施行二到三次的治療。

抽脂術：最根本的解決方式是抽出大腿及皮膚組織的
脂肪。用軟針注入皮膚深處以吸出脂肪，一次能吸出
2.5公升。

醫師必須快速地前後左右來回移動軟針，平均吸出
部位中的脂肪，以免留下溝痕（此項技術最大的缺
點）。通常不舒服的反應會持續一夜，還必須穿二個星
期的加壓服裝，以防止淤血或腫脹。雖然脂肪的減少
顯而易見，但須經至少一年的時間才能完全看出功
效。五十歲以上的人不適合進行抽脂術，因為皮膚的
彈性恐怕不夠。

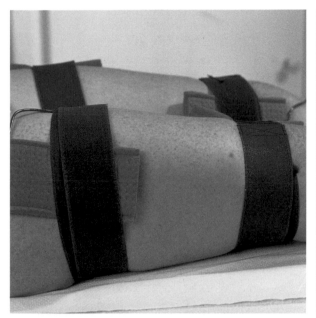

第一種電療法：在去除蜂窩組織的療法中，將電極鞘以化學纖維墊
綁在肌肉上。

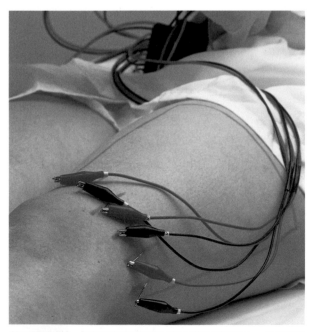

第二種電療法：在這種更為徹底的去除蜂窩組織療法中，電極鞘連
接著插在表皮的金屬探針上。

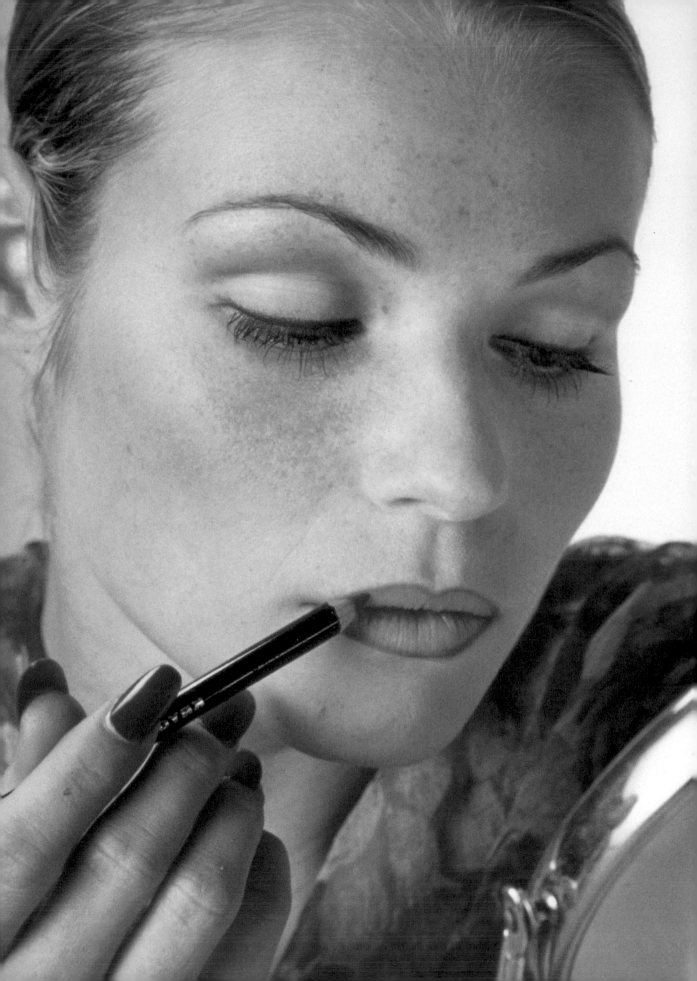

第 3 章

化 妝

為什麼要化妝呢？沒有任何標準的答案，那完全看妳的感受而定。化妝品可令妳展現自我，提升妳的社交形象，讓妳更有自信，給妳面對世界的動力，使自己更接近心目中完美的形象。當妳年齡漸增時，可能會減少部份誇張的妝扮，例如花俏的年輕服飾及濃妝，但這並不表示妳就該放棄流行。妳仍應隨著流行趨勢更換自己的化妝品，讓自己永保自信，跟得上時代的腳步。

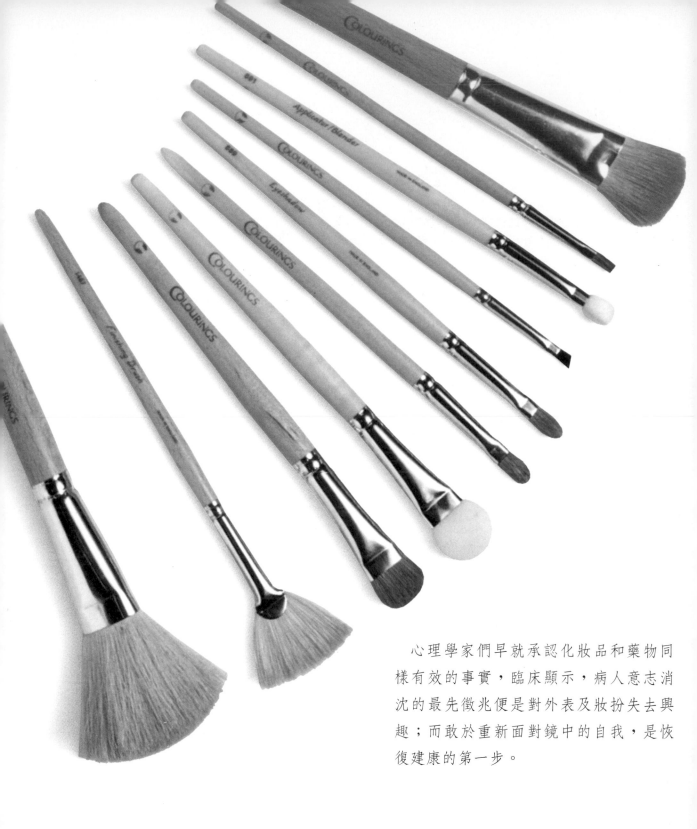

心理學家們早就承認化妝品和藥物同
樣有效的事實，臨床顯示，病人意志消
沈的最先徵兆便是對外表及妝扮失去興
趣；而敢於重新面對鏡中的自我，是恢
復健康的第一步。

化妝品心理學
修飾外表對人有益

感覺真好的原因

賓州大學化妝心理治療學的研究先鋒金‧安‧格拉漢博士發現，教導沮喪受挫的女性如何化個好妝，竟戲劇性地使她們恢復了樂觀。

全美所進行的「看起來美麗，感覺更好」（Look Good,Feel Better）臨床實驗，教導癌症病患使用化妝品技巧，以改善化學治療後的頭髮掉落。根據《FDA消費雜誌》的報導，化妝品不僅鼓舞了病患的士氣，更減低了化學治療及放射治療的需求。

在日本，化妝品與振奮精神之間的心理關係研究得更仔細。唾液和人類的免疫球蛋白活動有關，研究者針對一群清理過臉部的女性進行唾液分析，再讓她們化上妝，40分鐘之後，重複唾液分析，結果顯示免疫球蛋白的濃度，在化妝後令人訝異地提高了許多。因此化妝不只是提高情緒的方法，更能強化免疫功能。

皮膚強化品的成份

較先進的化妝品多半會添加一些強化皮膚或防止老化的治療成份，例如在粉底中添加防曬、保濕的功能，眼影、唇膏及腮紅中加了維他命A、C、和E等抗老成份，一些睫毛膏則含有角質蛋白，可強化睫毛，並保持睫毛濕潤。

但皮膚科醫師提出警告，這些化妝品中的保養成份，會破壞基礎乳液的功能。加州大學醫學院的皮膚科教授尼古拉斯‧羅爾說，防曬系數 10號的粉底其實會稀釋防曬系數15號到12.5號的保濕霜。所以如果妳想擦防曬功能強的防曬乳液，最好省略保濕的步驟。早上起來直接擦上適當的防曬乳，約15分鐘後，等它完全滲入皮膚之後，再擦粉底。

選擇適合的化妝品

成功的妝扮能表達相當多的意涵，無論是表現創意或塑造與年齡吻合的風貌，都是化妝能傳達的意象。《時尚雜誌》專欄作家黛柏拉‧休頓說：「愈明顯愈光鮮的妝扮，並不表示妳否認年齡的改變，反而證明了

妳對自己的年齡更有信心。通常它也表現出讓歲月的痕跡自然流露的勇氣與自信，這和化妝品的防護功能相得益彰。」

化妝品為女性帶來的另一個福音是，它溫暖了女性複雜的年齡情結。一旦妳年過三十，化妝品的角色立即變得重要許多。在這個階段，妳必須改變粉底的厚度，顏色須更柔和；還得減淡眼影的濃度，如果太濃了，不旦不能令雙眼明亮動人，反而會造成有礙觀瞻的效果。同時妳還須注意唇膏的顏色，太淡會讓嘴唇顯得肥厚，太亮又不夠自然。

保持適當的膚色

當臉部化妝品愈來愈注重個人特色時，正確的基礎就顯得愈來愈重要。

過去五年來，更穩定持久的化妝品配方大量被開發，它可以遮掩人人都不喜歡的臉上皺紋或縫隙。不過，淡妝仍然比較適宜，濃妝並不可靠，反而容易曝露細紋。淡淡地撲上一層薄妝，能讓妳看起來清新怡人。

如果臉部漸漸失去原有的豐腴，細紋、暗斑、開始呈現時，就必須使用蓋斑膏；但不用試著去隱藏所有的缺失，那是絕對不可能的。蓋斑膏固然可以掩飾污點瑕疵，也不見得完美無缺；更實際也更值得鼓勵的方法是強調其他妳覺得滿意的部位，例如對自己的微笑很有信心，就加強唇部。

別忘了，最迷人的臉孔，通常也就是最有自信、最溫柔、最平易近人的臉孔，表現得愈自然愈好。

粉底基礎

最難的化妝步驟

　　化妝的關鍵便是粉底，它是展現所有化妝品的基礎。色彩並不容易附著在不平坦的皮膚表面，基礎步驟可幫助後續的上妝步驟及定妝。把基本的動作確實做好，皮膚便會看起來平滑又清新。

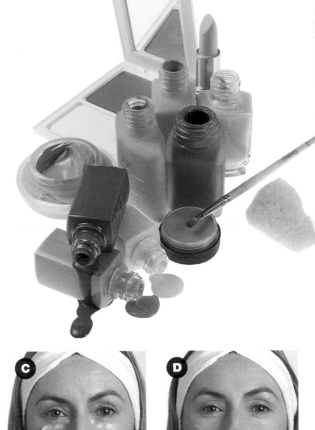

解決粉底問題

　　妳的粉餅受潮了嗎？用乾淨的化妝海棉從粉瓶兩側往內拍掃，若仍未去除潮印，則塗上少許保濕霜，然後用面紙擦掉，在潮印上以海棉和一和，再用粉撲一次。

　　粉底滲入油脂了嗎？用棉花清除油漬，然後重新攪拌。

最好的基礎：
基礎粉底、膚色飾底乳和蓋斑膏都能使妳的皮膚看起來更完美。

如何打粉底

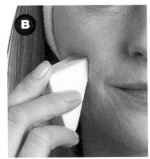
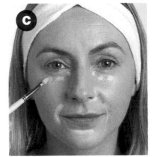
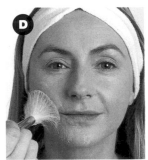

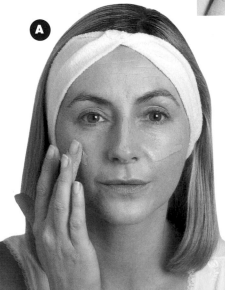

1. 在上粉底之前先等10分鐘，讓保濕霜全部滲入皮膚。
2. 用海棉將妝前飾底乳平均擦在兩頰、前額、下巴及鼻子，直到看不見膚色的差異為止。（A）
3. 在兩頰、下巴及前額抹上粉底，使用微濕的海棉或乾的粉撲，將粉底平均鋪勻，即使鼻子和眼瞼也要塗均勻，然後是眼窩及鼻孔附近，最後由髮際線及下巴向內擦掃，以使其均勻。（B）
4. 在眼睛下方及眼窩部位塗上少許的蓋斑膏，用平刷或手指撥勻，但不要用揉的，往上看以便刷勻眼下細紋，然後鼓起雙頰刷勻微笑弧線的部位，再撲上一層蜜粉定妝，掃掉多餘的粉。（C）
5. 用粉撲輕輕地在全臉打上一層蜜粉，把它拍進粉底裡；再以粉刷作最後修飾，以使妝看起來自然一點。（D）

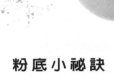

蜜粉的魅力：
薄薄的一層能讓妝更
持久。

粉底霜—妳的第二層皮膚

　　理想的粉底看起來自然如未施粉一般。非常輕淡的粉底只適合
皮膚光滑的人。成份太濃的粉底，粉質的比例較高，會讓臉
色晦暗無光澤，同時會有粉塊的感覺，所以霜狀的粉底
必須慢慢地塗在臉上，因為它不容易推勻。油性皮膚應
使用不含油質的粉底。具豐富的保濕成份的粉底，能讓乾性
皮膚吸入水份，看起猶如絲綢一般光滑。最新的粉底適合所有的
膚性，具有覆蓋媒介物的聚合物及矽膠配方，能平均附著於皮膚，
也更持久，其中還含有鈦粒子，可使皮膚晶瑩剔透。

蓋斑膏—蓋住讓人煩惱的斑點

　　粉底蓋不住的地方就得使用蓋斑膏，它濃稠的成份是特別為了蓋住斑點用
的。傳統的包裝為固體像唇膏形狀，現在則有改成油脂狀的趨勢。較易使用的產
品是會自然乾燥的液體，附有海棉粉擦，可蓋住大片的斑紋、雀斑及老人斑，十
分理想。具聚合體成份的液體蓋斑膏，適合掩飾面積較大的缺陷：像黑眼圈、多
紋路的眼瞼，或者顏色過深的兩頰。

妝前飾底乳和強調輪廓的飾底乳（Highlighters）—暗色皮膚的救星

　　未上粉底前，淡色或有色的妝前飾底乳，都會讓皮膚色彩改觀。綠色的妝前飾
底乳能中和紅暈色的皮膚，淡紫色能調和淡黃色及橄欖色皮膚，桃紅色能改善發
青的臉色，而且使白底的膚色像瓷器般細緻。以少量的妝前飾底乳集中使用在兩
頰、下巴、鼻子和前額。強調輪廓的飾底乳含高單位的鈦微粒子，對於強調立體
效果，具有革命性功能，可調和暗色皮膚，使皮膚柔和自然，可用於兩頰、顴骨
及唇線沿。但它只適合強調立體的部份，卻不宜用來蓋住斑紋。

蜜粉—柔和定妝

　　厚重粉塊狀的蜜粉會使皮膚看來蒼老乾燥，然而仔細為臉部敷上一層微細半透
明的蜜粉，卻能讓粉底顯得更自然。蜜粉可固定乳液及液態粉底，同時防止蓋斑
膏剝落或被衣服沾去。蜜粉還具粉底的功能，使腮紅、眼影容易附著及暈散。

打粉底的工具—化妝的必備工具

　　海棉（自然或合成）可以比手指更輕柔地把粉底平均的抹在臉上，它使粉底完全
滲入臉部皮膚，並且保持得更久。合成的海棉尤其能有效地將臉緣的粉抹勻。結
實的眼影刷可把蓋斑膏和粉底調勻。絲絨的粉撲最適合撲蜜粉，平滑的粉撲則用
來掃除多餘的粉，使妝看起來不致於呆板不自然。

粉底小祕訣

● 在兩頰而不要在手背測
試粉底。因為手背的膚
色較臉深，手腕又較臉
白，最好在白天試較清
楚。

● 蓋斑膏的色調要和粉底
吻合，如果太淡的話，
反而會讓妳想隱藏的部
位更明顯。

● 別想用深色的粉底調和
蒼白的膚色，因為脖子
會明顯地曝露顏色的差
異，最好用妝前飾底乳
或刷上淡淡的一層粉
影。

腮紅

立 即 展 現 光 彩 健 康 的 外 表

適度地在兩頰施以合宜的腮紅，使整個臉部看起來清新而有朝氣，美國化妝藝術家及化妝品皇后芭比·布朗（Bobbi Brown）說：「我總是隨身攜帶腮紅，它能讓我看起來更健康，也更漂亮。」無論任何年齡的女性，都需要腮紅使妳看起來有精神，尤其是妳疲累或心情不好的時候。當皮膚因年齡而失去血色及紅暈時，腮紅更是重要。輕輕地在兩頰、顴骨、下巴及髮際撲上薄薄的腮紅，其完美的展現，使單調的粉底充滿了熱情及生命力。

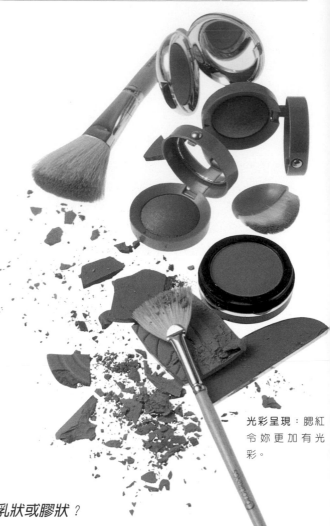

光彩呈現：腮紅令妳更加有光彩。

腮紅小祕訣

●看自己運動後的兩頰是什麼顏色，來選擇符合的腮紅顏色。一般而言，砂紫色適合白皮膚，黃褐玫瑰色適合中間色系皮膚，玫瑰色則適合黃皮膚，而深玫瑰色適合深色皮膚。

●古銅色的蜜粉適合所有色系的腮紅，視自己的膚色選擇合適的腮紅。

最佳的選擇─粉狀、乳狀或膠狀？

微細的粉狀腮紅提供了輕柔而自然掩飾的顏色，它們容易塗抹、上妝、附著，不像時髦的腮紅那樣不方便。乳狀腮紅或許較晶瑩，但容易被乾燥的皮膚吸收。腮紅膠最難駕馭，因為它們一接觸皮膚很快就乾了，所以需要快速地塗抹且避免結塊。新型的霜質腮紅產品，融合了清新活力的色彩，以及持久的粉質特性，較粉質腮紅使皮膚更具血色，塗抹少許就能持續很長的時間，選擇這種腮紅十分經濟。

腮紅應塗在那個部位─或高或底

打腮紅是一項精細且因人而異的技巧，它主要是為了讓妳看起來像剛自鄉間散步回來一樣，兩頰光澤紅潤。運動後看自己的臉部，開懷地大笑，這就是妳要找尋的標準外貌，記錄哪裡有自然的粉紅，那兒就是應開始塗腮紅的地方。腮紅塗在兩頰的肌肉看起來最年輕，如果妳的顴骨不明顯，塗腮紅前可試試這個小祕訣：英國美容師雅麗安·普爾要她的模特兒微笑以使兩頰肌肉往上揚。在顴骨上，腮紅能令眼神更柔和；塗在眉毛兩側到髮際的部位，則能拉高妳的前額，並掩飾太陽穴的凹陷；下巴部位可軟化稜角及修飾兩頰弧度，使臉部看起來較平衡。

陰影—是否真的需要？

七０年代以一堆腮紅、強調輪廓的飾底乳、種種強調立體感的化妝品來修飾臉部的方式，其實十分浪費時間，不但不會使臉部平滑，反而可能形成傷害。如果妳的臉部輪廓不是很明顯，古銅色的蜜粉最適合不過，不僅容易使用，也讓化妝變得更簡單，還能給皮膚格外健康的光彩。塗上此種腮紅，通常是從眉骨下方開始以朝上的方向輕輕拍。並沿喉嚨往下巴線打上一層，再往鼻尖補一些。至於一般顏色的腮紅可用於兩頰顴骨處。

腮紅刷的差異—選擇最合適的

許多腮紅打不好的原因是因為腮紅刷所致。一般腮紅所附的刷子其實只是浪費空間，不但太單薄，也不夠寬，絕對會破壞妳的妝。理想的腮紅刷應該飽滿且柔軟，才能在臉形的弧線上運行得宜。

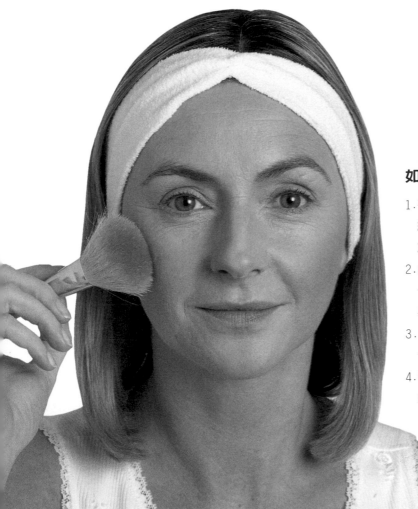

解決腮紅的問題

塗太多時：即使抹上蜜粉壓住顏色仍然太多嗎？用一塊濕的海棉沾上一些粉底，然後重新上一次粉，使妝看起來自然些，仔細地把不均勻的部位抹勻。

太淡了：以腮紅刷剩下的顏色，輕輕再塗在顴骨上。

血管紋路是否會破壞腮紅？
妳可化腐朽為神奇，用蓋斑膏把血管遮住，再鋪上一層蜜粉，那麼就會呈現淡玫瑰色的紅暈，再在顴骨上補上一些同色調的腮紅，使紅暈看起來更自然。

如何打腮紅

1. 在粉底上打腮紅。上蜜粉前先塗一些乳狀腮紅，打過蜜粉後則以粉狀或霜狀的腮紅塗施。
2. 盡可能在刷子上少沾一些腮紅，只要輕輕碰一下就夠用了，記住補腮紅永遠比去腮紅容易。
3. 以旋轉方式打上腮紅，由顴骨下方往上掃勻。
4. 在顴骨周圍太陽穴及髮際線淡淡打上一層腮紅以為呼應。

眼部化妝

傳 情 的 靈 魂

眼部的化妝關係著整體的感覺，太濃了會曝露年齡，自然的色調能使妳呈現柔和、平易近人的清新風貌。

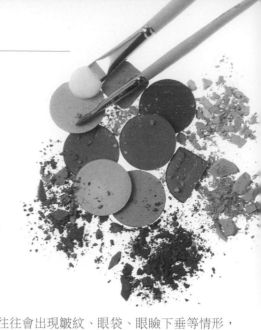

眼部化妝小祕訣

● 在塗過粉底及飾底乳後，比較容易上眼影，在眼瞼上輕輕塗上眼影，用手指推勻，使眼影完全進入眼瞼褶紋。

● 年齡愈大，眼影就應愈淡。有些五十歲以上的婦女喜歡不上眼影，而只以睫毛膏強調眼部。

● 只在眼窩上打眼影即可，否則眼睛看起來太深會有下陷的感覺。

● 如果睫毛刷沾上過多的睫毛膏時，先以衛生紙擦掉一些再上到睫毛上。

眼影—是掩飾而非強調

當年齡漸老，眼睛周圍精細的皮膚往往會出現皺紋、眼袋、眼瞼下垂等情形，眼部化妝可讓眼睛看起來更有表情，同時可以掩飾這些令人不悅的缺點。

眼影—是陰影而非亮影

別使用亮色系的眼影，尤其深色的皮膚更忌諱，暗色系的眼影較適合年老的皮膚且較容易上妝。應選擇什麼型態的眼影呢？乳狀眼影容易進入眼瞼褶紋，霜狀眼影較持久但很容易在眼瞼上乾掉，一但乾了之後很難再塗勻，粉質眼影可說是最具彈性變化的，妳可以乾塗也可以濕抹，可直接抹在打好粉底的眼瞼上，也可先在手背和一點粉底調勻再塗上。

眼線—明顯的界限

太粗太濃的眼線，會使眼睛顯得僵硬俗氣，但是隨著年齡的增長，眼睛會深陷而且睫毛會愈來愈稀疏，這時便需以眼線來強調眼睛的輪廓。自動眼線液不易附著在皺褶的眼瞼上，還容易留下一條紋路。最好使用眼線筆沿睫毛根部塗畫，深一點但不要太粗。還可用棉花棒沾一些深色的眼影在睫毛根部周圍輕塗。

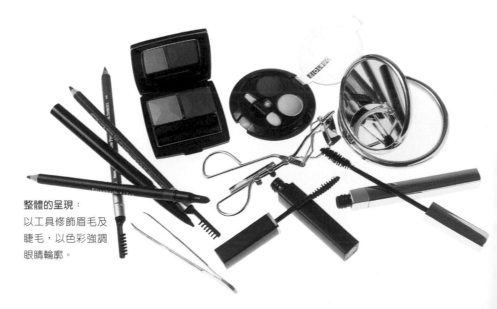

整體的呈現：
以工具修飾眉毛及睫毛，以色彩強調眼睛輪廓。

如何進行眼部化妝

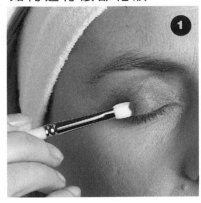

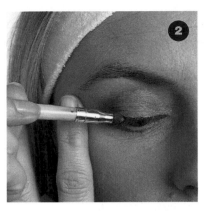

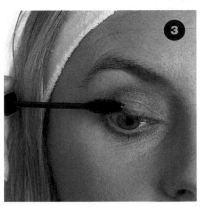

1. 用棉花棒沾一些粉質眼影塗在眼瞼上，為使眼睛看起來更為有神，深色的眼影應塗在眼睛外圍，眼睛內圈盡量淡到幾乎沒有顏色，再用眼刷刷勻。

2. 以眼線筆沿眼線三分之一的部位由內向外畫，上下眼線都要畫，以海棉棒或刷子抹勻眼睫毛根部，使眼線看起來自然柔和。

3. 上眼瞼輕輕微閉，在睫毛上塗一層睫毛液，待乾後眼睛往上看，用睫毛棒尖端來回塗抹下方的睫毛，再用睫毛刷往下刷直。

睫毛膏—睫毛的光彩

即使短而硬的睫毛也需要睫毛膏，因為少了它睫毛看起來會很單調，但有些不好的睫毛膏，成份太稠太黏，並不適用，應選擇自然而不會很快乾掉的睫毛膏。若太快就乾掉，睫毛會黏在一塊。含聚合物成份的睫毛膏較易附著且較持久，還具有防水功能，棕黑色比純黑色看起來更自然。如妳的睫毛膏經常容易黏住睫毛，不防考慮染睫毛。

眉形—弧形的表現

濃密的雜毛常在眼睛周圍叢生而需不時修剪，尤其是眉骨到鼻樑之間，更需要經常修剪。理想的眉形應從眼角內側上方開始，有三分之二向上微彎到眉骨稍的部位，然後開始向下逐漸變細直到眼眶外圍。畫眉時應謹慎，太細太高的半月形眉毛會呈現受到驚嚇的表情，用與眉毛同色或相近顏色的眉筆加粗眉毛，再用手揉一揉使其看起來自然些。使用粉質的眉筆較不易暈開或發亮，看起來也較自然，用棕色的粉質眉筆補合眉毛的縫隙，如果妳的眉毛變白或太淡，可以到美容院染眉。

適當的工具—海棉棒和刷子

平整而有彈性的眼影刷容易調勻色彩，海棉棒可使粉質眼影附著容易，且容易拿取使用方便。好的眼影刷能打濕以調和粉質眼影，使它變較容易修正使用。眉刷應堅硬而細小，睫毛膏通常附有睫毛刷，但把舊的睫毛刷清洗乾淨，既可備用還可用來清掃睫毛。

解決眼部化妝問題

眼影太深：在眼瞼中心塗上一些蓋斑膏可調淡眼影的顏色。

睫毛膏太濃：用乾淨而潮濕的睫毛棒分散黏住的眼睫毛，以棉花棒清除暈在皮膚上的睫毛膏。

睫毛看起來直而硬：塗上睫毛膏後，用睫毛夾把睫毛夾翹。

眉毛畫得太濃：用乾淨的睫毛棒刷眉以減淡眉筆的顏色。

口紅

最 後 的 潤 色

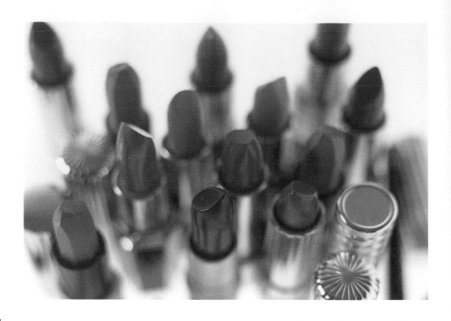

　　無論霧光或亮光，唇膏的顏色就像臉部的簽名，可將臉部所有部份的化妝加以調和，並且妝點上亮麗的色彩。

適合的色調－達到平衡的效果

　　豐富的唇膏色彩能襯托皮膚，單調的顏色則會使膚色更無光彩。白天以同色系的兩種顏色塗抹可以製造陰影效果，是最佳的表現方式。微棕色的粉紅色系讓唇色更飽滿，適合所有人，看起來也最自然。暖褐色系配上咖啡色陰影最受歡迎，使妳不致於太豔麗，也不會與妳的膚色對比過強。紅色系看起來積極而大膽，卻只適合較白的皮膚，最好晚上使用，以淡褐色的唇膏描上唇形再以紅色的唇膏塗勻，是另一種變化。最好避免藍色基調的紅、粉紅或紫紅，它們在蒼白、老化的皮膚上會顯得很粗糙。也千萬別試霜狀或亮光的保護唇膏，它們只會更強調妳的年齡，同時使膚色不協調。

種類－哪一種較持久？

　　當我們年紀漸長，唇線周圍的細紋皺褶開始威脅到唇膏的光滑，因此必須防止唇膏剝落，一張模糊得像塗了果醬的嘴實在難看。直到最近，唇膏的持久性仍視它的成份是亮光色系或者霧光色系而定：霧光唇膏的粉質成份須較高，顏色才能附著，但有一些唇膏的成份擦了幾小時之後會讓嘴唇乾裂；而亮光性的唇膏則易滲入唇縫間或者容易碰掉。不過唇膏的產品一直不斷地改進，新世代的持久性唇膏，包含了矽樹脂、聚化物及豐富的顏料，比以往的唇膏更能穩定地停留在唇上，此外，它們還含有像保鮮膜一樣保持唇部滋潤的成份。許多新的亮光色系唇膏除了加入精緻的持久成份，呼應自然的唇色，還能保持嘴唇的濕潤。而且即使掉了妝也不會像色素成份高的唇膏一樣有失禮貌。

唇形－唇線及輪廓

　　唇線可以強調唇形，嘴唇隨著年齡漸長而失去豐腴時，更有畫唇線的必要，堅實的好唇筆畫出的唇線可防止唇膏剝落暈入周圍的皮膚細紋中。如欲使唇膏更持久，也可以唇線筆代替唇膏塗滿整個唇部。最後鋪上唇霜以防止嘴唇乾燥，並能讓嘴唇更具保護光澤。

塗口紅的小祕訣

● 上色前先擦上乾淨且具保護成份的護唇膏，能使嘴唇更細緻，不易乾裂。

● 當心過度滋潤的唇膏，它們的成份可能太營養而不容易持久。如果妳的嘴唇太乾，可以將保濕唇霜和粉質唇膏在手背調勻，再以唇筆沾抹，先畫出唇線，然後才在唇上塗勻。

● 唇膏的顏色愈亮愈強烈，掉落的時候就愈明顯，細緻的色調較保險。

許多女性覺得唇線筆不易使用，妳當然得花時間練習才能畫出細緻的嘴形，才不致畫出一張卡通般的大嘴巴。別把嘴巴畫得過大或急著修改唇形，以唇線筆沿嘴唇自然外緣（最多只能擴張一點）輕輕塗上唇膏，讓嘴唇看起來較為豐腴飽滿。用唇膏或以雙唇在唇緣，盡可能輕柔地抿勻顏色，使唇形更自然、更好看。

關鍵的上色工具─絕不可少的唇筆

直接把唇膏塗在嘴上很容易塗得太厚，而唇筆較易掌控，能平均地把唇膏塗在唇上，呈現出自然平滑的感覺。唇膏只需塗一點點就能維持很久，塗得愈少愈不易暈開，唇筆是嘴唇最後能否平滑柔和的關鍵，它能將唇膏和唇線筆調勻，去掉粗糙明顯的不平整痕跡。最簡單的設計為細而平的刷子，長短適中且具有彈性的刷毛。許多專業美容師採用長柄的美術筆刷，較易控制，並且維持平衡。

解決唇色的問題

唇膏過厚：在兩唇間放一張面紙，緊抿雙唇，以吸掉過多的唇彩及亮光。

畫歪了唇線：吸乾唇上的水份，用棉花棒清除唇線，再以乾淨的棉花棒沾一點蓋斑膏塗唇線，以手指抹勻再鋪上蜜粉，然後重畫一次唇線。如果唇膏擴散到唇線外時，也可以用此方法修整。

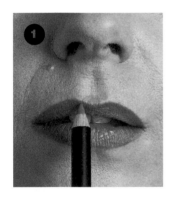
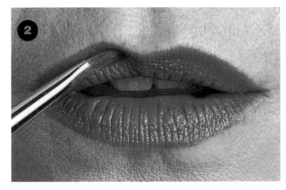
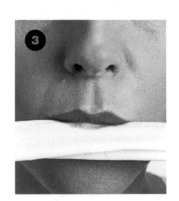
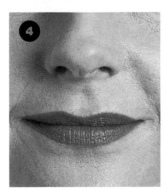

如何塗唇膏

1. 畫唇線時，以唇線筆沿嘴唇的輪廓從兩旁到中間輕畫，上下兩唇皆同。輕若羽毛的筆觸比沉重而單一的力道好。如果唇緣有小細紋，可用手指頭輕拉嘴唇的邊緣。不要微笑，自然放鬆的嘴形能讓唇形更清晰，上嘴唇的弧度微彎即可，不要太尖。

2. 塗唇膏時，可以唇筆沾一些唇膏，再塗在唇上，也可直接將唇膏塗在嘴唇中間，再用唇筆慢慢沿唇形往外刷。盡量少用一些唇膏，然後用力結實地塗勻，將唇膏和唇線的顏色調勻，但不要超出唇線。

3. 用面紙把超出唇線部份的唇膏吸掉，再利用唇刷上剩下的唇膏將唇緣塗一遍。

4. 如果妳覺得畫好的唇太精細或太呆板，再塗一些唇膏在唇心，以嘴唇抿一抿或用唇筆刷抹勻。

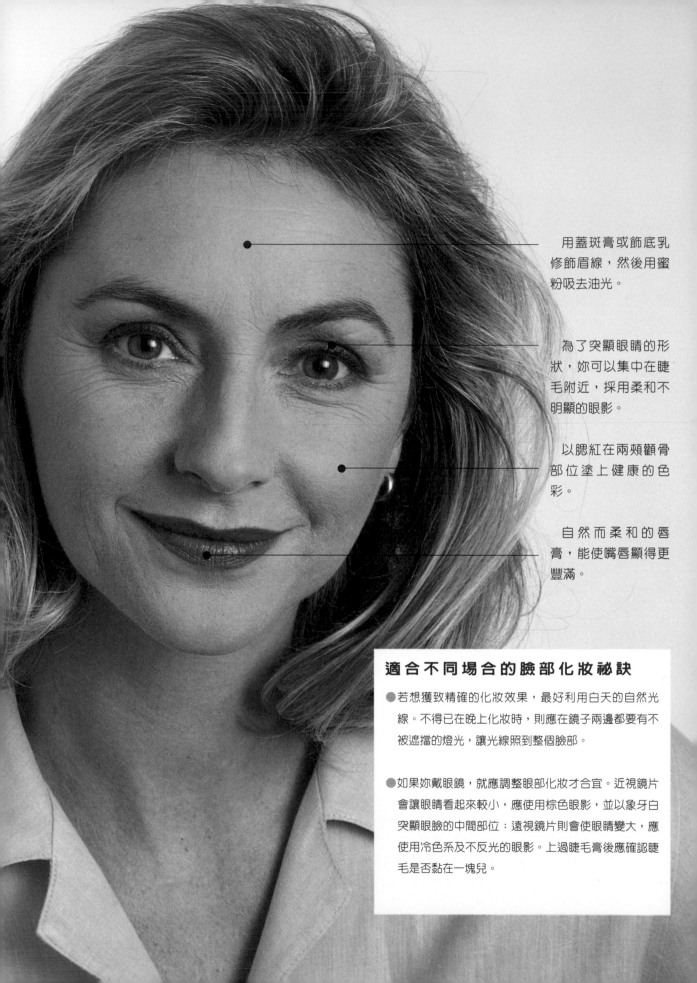

用蓋斑膏或飾底乳修飾眉線，然後用蜜粉吸去油光。

為了突顯眼睛的形狀，妳可以集中在睫毛附近，採用柔和不明顯的眼影。

以腮紅在兩頰顴骨部位塗上健康的色彩。

自然而柔和的唇膏，能使嘴唇顯得更豐滿。

適合不同場合的臉部化妝祕訣

●若想獲致精確的化妝效果，最好利用白天的自然光線。不得已在晚上化妝時，則應在鏡子兩邊都要有不被遮擋的燈光，讓光線照到整個臉部。

●如果妳戴眼鏡，就應調整眼部化妝才合宜。近視鏡片會讓眼睛看起來較小，應使用棕色眼影，並以象牙白突顯眼瞼的中間部位；遠視鏡片則會使眼睛變大，應使用冷色系及不反光的眼影。上過睫毛膏後應確認睫毛是否黏在一塊兒。

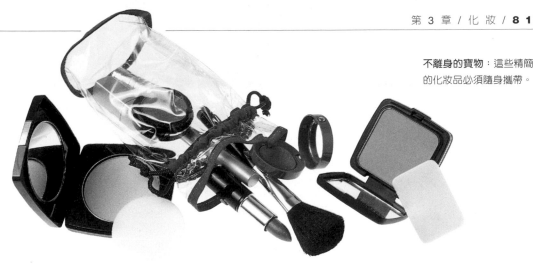

不離身的寶物：這些精簡的化妝品必須隨身攜帶。

適合不同場合的臉部化妝

無 論 白 天 晚 上 都 適 宜 的 美 麗 妝 扮

　　最成功的化妝基本上在於看起來要自然，這裡介紹適合不同場合的化妝方式，簡單、快速、又很容易，由於它讓妳看起來美麗，所以也能令妳看起來充滿自信。白天可仰仗這種基本的妝扮，晚上再加上令人驚艷的效果。

粉底

白天的基礎妝：在最短時間內化好的妝能持久的訣竅是補妝，隨身帶著兩用水粉餅，用海棉輕輕撲在皮膚上。油脂分泌旺盛的部位宜避開，用乾淨的一面抹去髮際、下顎多餘的粉。

晚妝：粉底吸收、固定、剝落的情形因膚質的乾燥程度而有所不同。用面紙吸去臉部表面的油脂，塗上更精確的粉底。補妝時應以乾淨的海棉重新塗上一層粉底，然後檢查眼影部位，以蓋斑膏修補，如果有必要，再上一點霜狀粉底，或鋪一層薄薄的蜜粉。易襯托皮膚的桃色系或玫瑰色系粉底，能賦予臉部迷人的光彩。

腮紅

白天的基礎妝：以平常使用的粉質腮紅，讓兩頰顴骨紅潤。

晚妝：用美容師芭比‧布朗的畫腮紅技巧，在兩頰的頂部，於白天的腮紅上，再加一點明亮的色調，而且兩邊要一致。

眼妝

白天的基礎妝：清爽的眼部化妝其實最簡單，如果妳覺得沒有顏色太單調，可選用自然的色系，像是淡褐色或深咖啡色，輕輕塗在眼瞼靠近睫毛的地方，並塗上一層睫毛膏。

晚妝：最簡單的方法，就是在眼窩部位塗上會發亮的眼影，以棉花棒或海棉在眼瞼上再塗一層色彩。也可再上一層睫毛膏，張開眼睛眨動一下，看看是否太過明顯，可在上睫毛外加一層假睫毛。

唇妝

白天的基礎妝：白天用自然淡褐色或淡色的口紅，容易又方便，唇形盡量不要太明顯。

晚妝：再描一次唇形，為能與腮紅呼應，應以更醒目的顏色塗在唇心；或者清潔唇部，重新在唇上及周圍塗上粉底或飾底乳，再塗上明顯的夜晚色彩，這能讓妳整體的感覺更為突出。

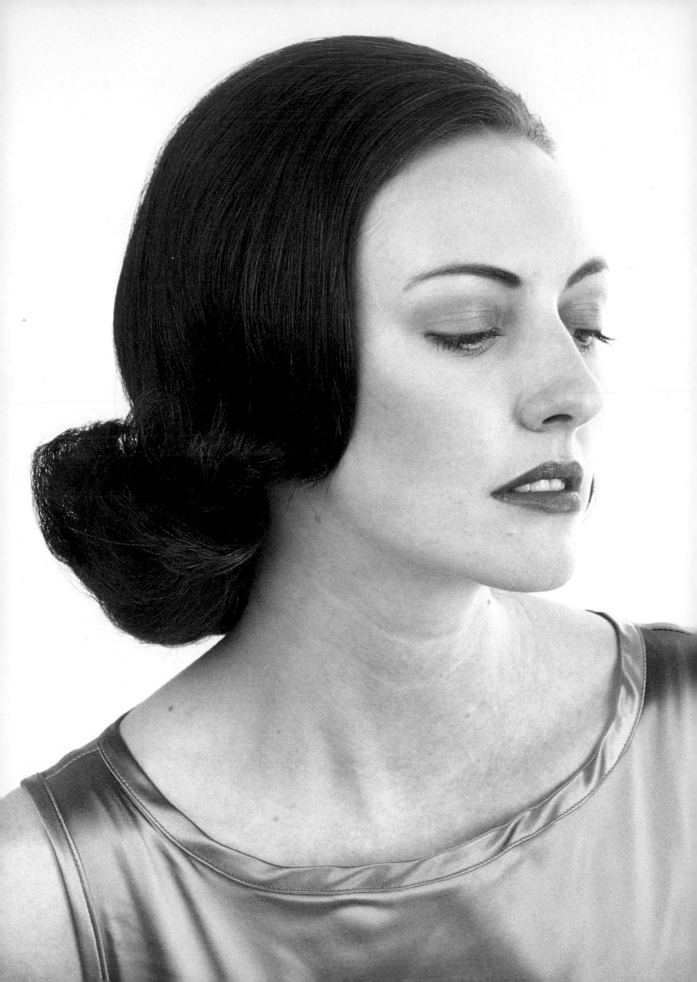

第 4 章

頭　髮

髮型是最富表現魅力的身體語言之一，同時能立即解讀一個人的性格，這或許是髮型成為自信關鍵的重要原因。髮型如果不夠理想，可能一整天都會讓妳失去信心。髮型及髮色會戲劇性地影響他人對妳臉部的觀感；頭髮的長度及形狀也會影響妳的臉形，而頭髮的顏色則牽涉整體的呈現。這也是為什麼年紀老了以後，得花許多金錢隨身材而變化髮型，正確合適的顏色及髮型能讓妳看起來年輕許多。

皇冠般的光華

了 解 髮 型 的 魅 力

每一根頭髮都從皮膚底層一個乳頭狀或花苞狀的毛囊生出，毛囊的營養來自其本身的血液供給。每一根頭髮都包含了三層同心圓結構：外層是由重疊的鱗片細胞組成；中間層或稱皮質層，影響頭髮的粗細及顏色；核心層又稱髮髓，由透明的細胞及氣室所組成，和皮膚細胞的生長情形相同（參見p.14），頭髮的根部成熟時就會往上生長，因此頭髮可見的部份便完全由這些死的角質蛋白鱗片組成，和皮膚的角質層一樣。

生長的情形

每個人與生俱來便有約十二萬個毛囊，金髮者較多而紅髮者較少。毛囊的大小關係著頭髮濃疏，細髮趨向於直而且軟，不過非洲黑人的黑髮例外，東方人的頭髮又比高加索白人的直徑寬一點。

頭髮生長隨季節性而有所不同，夏天長得比冬天快。頭髮的生長期也因人而異，大約三到五年不等；當生長期結束，頭髮的毛囊進入停駐期，這個階段約三個月；最後是終止期，這時新的頭髮在毛囊內形成，將舊的頭髮往外推，於是形成另一個循環週期。每天掉落的頭髮平均約20到100根，通常被認為是正常的脫毛；春天和秋天梳頭或洗頭時，妳會發現頭髮掉落得更多。

頭髮的生長受荷爾蒙的影響，新頭髮總是不停地生長以取代那些掉落的頭髮。女性的雌激素會防止頭髮往臉上長，而集中在頭上，這是為什麼女性的頭髮比男性更有光澤的原因。到了更年期時，頭髮就明顯變細。事實上，頭髮的直徑自25歲起就開始減小，女性尤其明顯；再加上身體機能的逐漸退化，很不幸地，某些女性會開始掉頭髮。

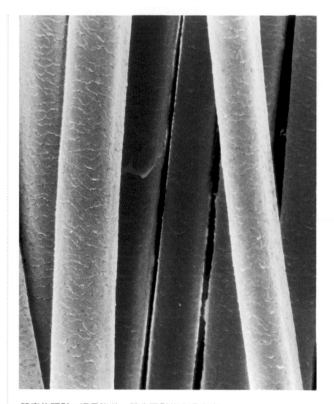

健康的頭髮：這是強壯、健康頭髮的光滑表皮。

掉髮的原因

掉頭髮實令人沮喪，當梳子上比平常沾滿更多的頭髮時，任誰都會感到心慌，但是什麼原因造成頭髮脫落呢？細胞分裂的速度到了三十歲以後開始緩慢，頭髮生長的速度較慢而停駐期也變得較長，有些毛囊可能會完全停止活動；到了五十歲，能夠活動的毛囊更減到只剩一半。這時頭髮的顏色具有決定毛囊活動的關鍵角色，一般說來金髮掉落的情形比其他顏色更嚴重。

壓力也是使頭髮掉落的重要原因之一，因為壓力會刺激睪丸素生長，那是男性禿頭的典型因素。緊張，尤其頸部及肩膀的緊張，會阻撓頭皮的循環作用，而使毛囊缺乏營養，變得脆弱。同樣地，嚴格的節食計劃、處於疾病階段或藥物治療期間：如化學治

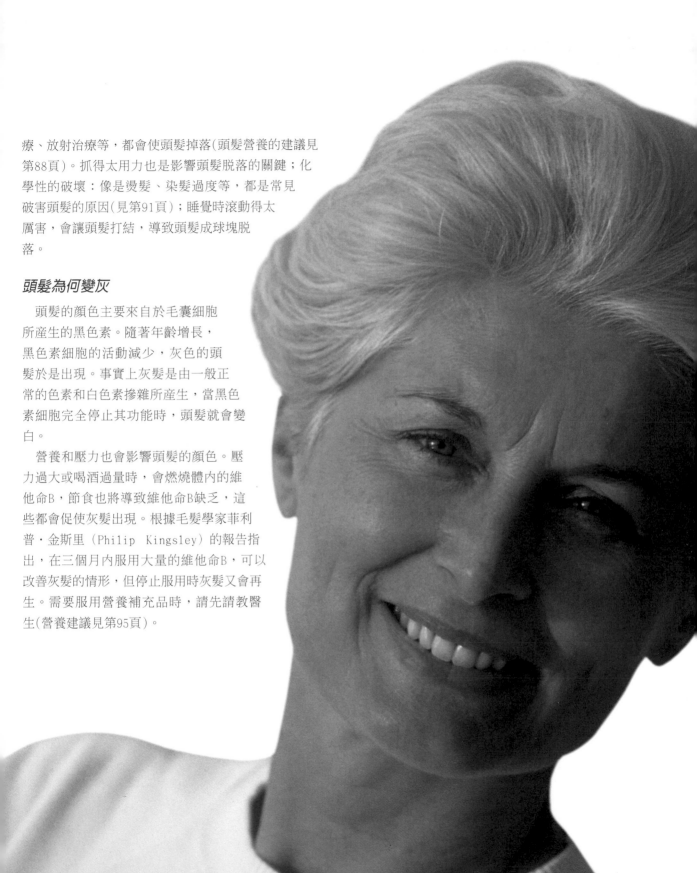

療、放射治療等,都會使頭髮掉落(頭髮營養的建議見第88頁)。抓得太用力也是影響頭髮脫落的關鍵;化學性的破壞:像是燙髮、染髮過度等,都是常見破害頭髮的原因(見第91頁);睡覺時滾動得太厲害,會讓頭髮打結,導致頭髮成球塊脫落。

頭髮為何變灰

頭髮的顏色主要來自於毛囊細胞所產生的黑色素。隨著年齡增長,黑色素細胞的活動減少,灰色的頭髮於是出現。事實上灰髮是由一般正常的色素和白色素摻雜所產生,當黑色素細胞完全停止其功能時,頭髮就會變白。

營養和壓力也會影響頭髮的顏色。壓力過大或喝酒過量時,會燃燒體內的維他命B,節食也將導致維他命B缺乏,這些都會促使灰髮出現。根據毛髮學家菲利普・金斯里(Philip Kingsley)的報告指出,在三個月內服用大量的維他命B,可以改善灰髮的情形,但停止服用時灰髮又會再生。需要服用營養補充品時,請先請教醫生(營養建議見第95頁)。

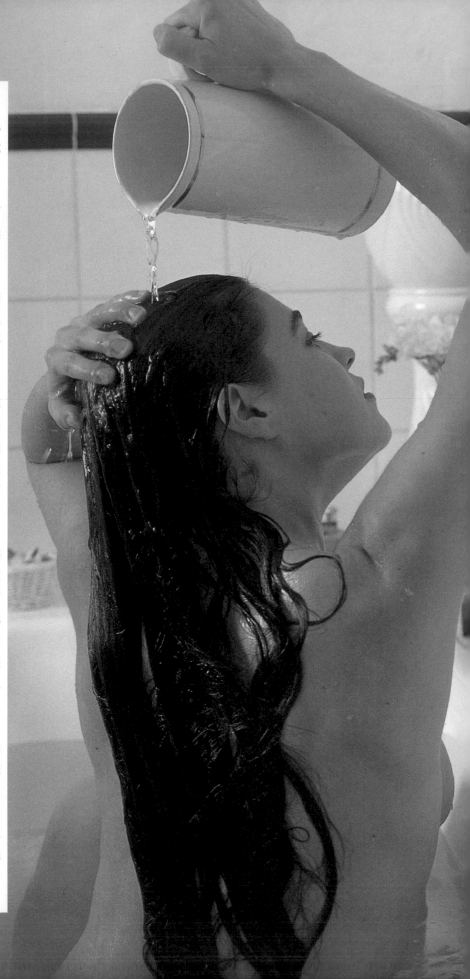

洗髮週期

　　溫和地進行，不要太用力。小心地清洗頭髮，不要傷到根部或讓頭髮打結。

● 用寬齒梳梳理乾的頭髮，把打結的地方梳開，以免弄濕頭髮時糾纏在一起。

● 全濕的頭髮需要的洗髮精較少。以溫水打濕頭髮，然後以手指輕輕梳洗頭髮，直到全部都浸濕為止。

● 先倒一小撮洗髮精在手掌，再慢慢地抹在頭髮上，用手掌分配泡沫，然後以手指輕輕揉搓頭皮，按摩約三分鐘，由前往後以手指撥理頭髮以防止打結。

● 用溫水沖洗（別用熱水）。不要節省水，沒有光澤的頭髮往往是因為清洗不夠乾淨所致，所以即使妳已覺得洗乾淨了，也請多沖一下。如果妳不怕冷，那麼最後以冷水沖一次，會讓頭髮上的鱗片更有活力，並且可使頭髮的表層閉合。

● 以手掌上的護髮乳塗在頭髮上，尤其是髮梢部位，不要碰到頭皮，然後再沖洗一次。

● 用毛巾包住頭髮，擠掉多餘水份，再以寬齒梳從髮梢開始梳理。

頭髮護理
珍惜妳的寶貝頭髮

洗髮精能讓妳的頭髮健康亮麗，也能傷害妳的頭髮，這是洗髮精造成爭議與迷思的原因。

經常洗頭會傷害頭髮嗎？認為應一星期只洗一次頭的專家說：「當然會」，他們相信每天洗頭就像用肥皂洗臉一樣，會破壞敏感的頭皮，刺激脂肪腺分泌過盛。

但毛髮學家菲利普·金斯里卻認為，每天洗頭可以清潔並刺激頭皮，洗去掉落的頭髮，才不致於讓頭髮打結。兩者之間的平衡得妳自己拿捏。

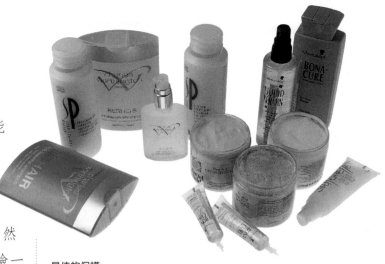

最佳的保護
洗髮精、護髮乳均能幫助頭髮光澤有彈性。

為什麼要洗髮

洗髮具有兩個功能：清潔頭皮及頭髮。兩、三天洗一次頭，可以有效去除頭髮上的灰塵及油垢。現今洗髮精的主要功效在洗去髮型定型劑：如黏稠易沾灰塵的髮膠、慕絲或定型噴霧劑。這些產品停留在頭髮上超過一天，便容易造成頭髮乾裂，而且無論捲髮或直髮都變得不易定型，同時白髮會變黃，灰垢將更明顯呈現。

每天洗頭能使頭髮看起來更健康，更易整理。欲保持白髮光潔如銀，可每隔一天以溫和的洗髮精清洗一次頭髮。

頭髮的髮質是決定選購洗髮精的因素：軟而直的頭髮需選擇含蛋白質成份，能強化髮質的洗髮精；粗糙的髮質則應選擇具保濕及軟化功能的洗髮精；捲髮，無論自然捲或燙髮都較乾燥，需要使用含保濕成份的洗髮精；染過的頭髮尤其需要蛋白質，讓乾硬的頭髮光滑滋潤，且防止顏色褪去；如果經常游泳的人，應採用含去氯化成份的洗髮精，以防止頭髮色素在陽光下被紫外線氧化。

年齡老化會使脂肪分泌減少，所以油質頭皮和頭髮的問題會愈來愈少；但如果仍有油脂過盛的問題，應避免使用含清潔劑成份的洗髮精。這種洗髮精會破壞頭皮組織，還會刺激更多的油脂分泌，使頭髮看起來愈來愈暗淡無光。

最新含果酸配方的洗髮精可有效改善油質頭皮，並預防頭皮屑的發生；與傳統抗頭皮屑產品不同的是，它不會讓頭髮看起來沒有光澤。

為什麼會有頭皮屑

乾燥皸裂的頭皮其實是乾性皮膚的延伸，但壓力、荷爾蒙改變，或食用過多的糖或鹽，都可能造成頭皮流汗出油；頭皮細菌的增長也會加快頭皮細胞的脫落，這種頭皮油膩而黏稠，會使頭皮屑成塊堆積。有一個錯誤的觀念認為，多使用護髮乳可以去除因過於油膩所引起的頭皮屑。菲利普·金斯里提出，應以抗頭皮屑配方的洗髮精代替平常用的洗髮精，而護髮乳只用在髮梢，來控制頭髮根部出油而髮尾乾燥的情形。他同時建議以抗頭皮屑藥水按摩頭皮，妳也可以用等量的抗頭皮屑藥水和漱口水混合使用。有些精油也可改善頭皮油膩的情形(見第114頁)。如果不留意頭皮屑，容易造成頭髮的掉落現象。若頭皮屑嚴重如鱗

片般，同時會疼痛發癢，應盡快找毛髮科醫生或皮膚科醫生。

頭髮未清洗乾淨也是造成頭皮屑的主要因素。洗髮精中的界面活性劑如殘留於頭髮上，會刺激頭皮並使頭皮乾燥，同時讓頭皮屑變得像粉狀般。

最理想的辦法是，隔一段時間以徹底清潔的洗髮精（Clarifying shampoo）深入清洗頭髮一次，以清除頭髮定型劑及一般洗髮精的殘留物，但不要傷到頭皮。

以溫水清洗，直到水完全清澈為止，這是妳唯一能確定頭髮已完全洗淨的方法。

使用正確的護髮乳

護髮乳就像是頭髮的抗老乳液，護髮乳的滋潤效果，使頭髮的表層光滑細緻，又能防止頭髮打結，使頭髮容易梳理，更讓頭髮看起來迷人亮麗。

護髮乳不但可滋潤頭髮，同時還具防止水份流失的功能，故可防患因燙髮或空氣乾燥所引起的損傷。如果空氣中濕氣過重，護髮乳則可防止頭髮塌落或捲縮。

為自己的髮質選擇適合的護髮乳相當重要。

乾燥的頭髮必須使用含高濃度保濕成份的護髮素；粗糙的自然捲髮若能將護髮乳深入髮根保持濕潤，則可使頭髮柔軟更具彈性；捲髮不像直髮般容易展現頭髮的光澤，因此得靠護髮乳在無光澤的頭髮上塑造光華的效果；染燙過的頭髮需要保濕成份及強化功能的蛋白質，以補救因化學藥物所造成的傷害；染色的頭髮還需使用防曬成份的護髮乳以免褪色。

過細而鬆塌的頭髮最棘手，具強化髮質成份的護髮乳固然適合細髮，但如果妳的頭髮又細又乾，同時也需要保濕成份的話，得小心不致使頭髮塌下來。最好的辦法是先用含保濕成份的護髮乳後，再抹上定型的慕絲(見第93頁)。

無論妳使用的是哪一種護髮乳，千萬別使用過量。以少量的護髮乳集中抹在髮梢即可，細的白髮宜使用輕質的護髮乳。

護髮乳應在頭上停留多久較具效果眾說紛云，有些專家說三分鐘，格外乾燥的頭髮可更久一些；有些專家則說久留並沒有意義，妳可立即將其洗去。若妳的頭髮並不是太細，應平均地讓全部頭髮都抹到，再用手指或寬齒梳梳開，使護髮乳覆蓋全部的頭髮，這才是最重要的。

刷髮護理

刷理頭髮是每天固定的基本工作，妳絕沒想過自己會犯任何錯誤，但仔細聽著：尖齒的髮刷會刮傷頭皮，並使頭髮分叉；橡皮底加上齒距寬窄適中又有彈性的毛刷，才是合適的髮刷。

頭髮愈長，髮梳需愈大；頭髮愈濃密，刷齒也需愈密。應使用天然毛髮和塑膠纖維混合的毛刷，因為天然的刷毛能吸收油脂，較容易清除污垢，而塑膠的圓齒則具按摩頭皮的功能。

因為髮刷的功能不只在於梳理頭髮，更具有清除塵垢，掃除剝落的死髮、壞死的頭皮細胞及油脂的功能，同時還能幫助髮型的固定。

髮型設計師建議在洗髮前先刷髮，以進行預先清理的步驟；同時每天睡覺前刷去頭髮上的髮膠、慕絲並放鬆頭皮，每天早上起床後刷鬆被壓扁的頭髮。

但毛髮學者菲利普·金斯里則持相反的見解，他認為髮刷並不是頭皮的運動器材，而只是幫助定型的工具而已。

至於傳統每天梳髮100次的說法，有很多人相信，但妳如果寶貝妳的頭髮，就千萬別去嘗試，因為過度刷拭會讓脆弱的頭髮最後像稻草一樣凌亂破損。

溫柔的梳理

梳子比髮刷更容易使用，不過別用太便宜的塑膠模造品，它們的梳齒常會有裂縫，反而會刮傷頭髮。硬塑膠或硬橡膠做成的鋸齒狀梳子，每個齒都光滑平整，且能防止靜電，是較專業的選擇。選擇寬齒的梳子將護髮乳均勻抹在濕的頭髮上，有長尾的細齒梳則適用於分開頭髮以便風乾。用梳子把打結的頭髮分開，從髮尾開始以往上拍的動作慢慢往髮根梳。

染髮

頭 髮 最 困 難 的 化 妝 工 作

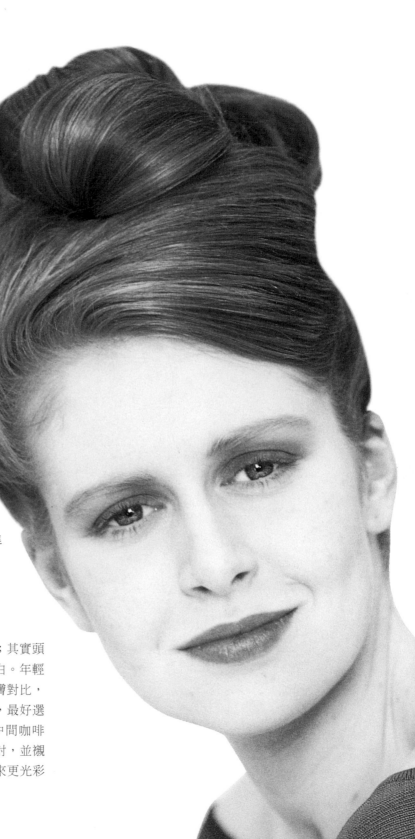

三十歲以後，白人女性通常會出現一些灰髮，五十歲以後至少有一半會變灰。因為自然的對比關係，越金的頭髮變灰的速度越慢。當然，灰髮有時看起來比那些仔細染色以藏匿的頭髮，更雍容華貴、更高雅、也更性感。瑪麗·莎絲妮、名設計師克莉絲汀娜·拉克洛斯及艾維格琳·布朗尼克、鞋子設計師馬諾洛的時髦妹妹等，都是最佳的例證。不過還得視妳的頭髮灰白的情形而定，畢竟世界上灰髮的類型太多了，從銅灰色到雜灰色不一而足，如果妳很喜歡自己的灰髮，不妨強調它們，但若妳還沒作好心理準備，仍有許多種方法可以隱藏它們。

選擇合適的顏色

如果妳決定染髮，可別想創新自己的髮色；其實頭髮和皮膚一樣，它會隨年齡增長而愈來愈蒼白。年輕有活力的二、三十歲的髮色，與四十歲的皮膚對比，可能會太突兀；金髮則易給人褪了色的印象，最好選擇與自己自然膚色相近的溫和色調，例如中間咖啡色、飽和栗色，都能在陽光或燈光下自然反射，並襯托出有活力的皮膚。適當的產品能使妳看起來更光彩迷人。

幾種染色的基礎類型

持久型：無論妳選擇什麼顏色，都能全完遮蓋灰頭髮，直到再長出來為止。

持久型染髮劑中的鹼性成份，通常是氨水，可讓頭髮表皮全部張開，以使黑色素分子進入頭髮內；其中的氧化成份，像是過氧化氫，能使頭髮中的氧氣與氨水接觸。持久型染髮劑可使頭髮的天然色素變淡，並製造更大的分子以產生新的顏色。

最後一道手續則是去除頭髮上過多的顏色，關閉毛髮表層，把新的色素包在髮內。

護染型：這種染髮劑能遮住百分之六十以上的灰髮，約能維持二十次沖洗。它們深入頭髮的程度和持久型相當，有的甚至更深入一些。

這種不含氨水、低鹼度及氧化度配方較低的染髮劑，並不能使頭髮顏色變亮，不過卻可使頭髮呈現出更自然的顏色。

半持久型：這種淡色的染髮劑只能遮蓋百分之四十的灰髮，可使頭髮更營養，但不能使頭髮發亮，大部份只能維持八次沖洗。

這一類型的染髮劑，色素分子會貫穿頭髮表皮，附著在外層組織上。由於水分會讓頭髮腫脹，所以每次洗髮後顏色就會掉落一些，直到恢復原來的髮色。

高彩度或低彩度染髮：高彩度的染髮

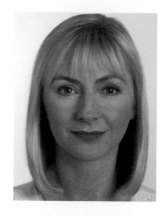
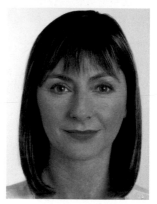
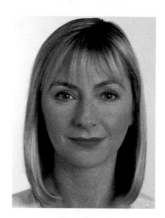
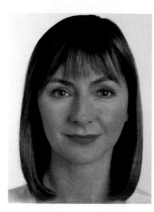

劑可有效掩飾而非遮蓋灰髮。高彩度和低彩度的染髮劑包含了二到三種持久型色素，可以模仿出頭髮的自然色彩，不過卻很耗時，必須將頭髮一小撮一小撮地一一抹上染劑，並用鋁鉑紙包起來，等灰色被蓋過後才把鋁鉑取下。

這種染髮劑能維持到新頭髮長出為止，待髮根露出灰髮時，可再把露出的部份處理一遍。假使妳覺得這種藥劑太麻煩，那麼可滲雜護染型的染髮劑塗在髮根就可以了。

為自己染髮

家用型染髮劑在最近二三年改進了相當多。現在有許多是採洗髮乳或乳膠配方，使用起來相當容易。持久型染髮劑因有氧化作用，可深入內層，所以成效絕對無疑，如果有問題，多半是人為因素。

通常易犯的錯誤是，在舊染劑之上再塗上新染劑，以致染劑層太厚。為免犯錯，可學美容院的專業方式，先從髮根開始染起，等顏色上去後，再將所有頭髮從髮根到髮梢梳五分鐘，然後沖乾淨。

不要在使用散沫花染料(henna，恢復髮色的護髮素，聲稱可去除灰髮)之後，再染上染髮劑，因為這將會使得其中的金屬成份，產生不可預期的化學反應，到時妳的頭髮有可能會變成綠色的。千萬不要試著去染眉毛。

變色龍：改變頭髮的顏色能影響整個人的外貌，左列的四種變化就是最好的證明。

根 據 下 列 染 髮 步 驟 為 自 己 染 髮：

1. 敏感測試
● 試驗是否過敏。以酒精清潔耳後約1公分見方的皮膚，用棉花沾上一點
　染髮劑塗抹此處。
● 乾了之後，重複進行二到三次，四十八小時之後檢查有無反應。
● 如發現任何紅斑或發癢現象，就不要使用這種產品

2. 測試一小撮
● 應預先評估染劑的效果，尤其在頭髮燙過或染過之後。從髮根處剪下一
　小撮頭髮，以膠帶黏住一端。
● 用棉花將染髮劑塗上，等待過色時間。
● 洗淨後吹乾，檢察顏色。

3. 準備染髮
● 燙髮後48小時再進行染髮。
● 在髮際線旁的皮膚上塗一些凡士林，以免沾到染髮劑。
● 染髮時應戴手套，如果染髮劑包裝中沒有附贈，可到西藥房購買手術用
　手套。
● 一次混合所有的染髮劑，除非包裝說明可再使用，否則丟掉剩下的。用
　塑膠的調拌皿，絕不可用金屬的。
● 確定頭髮上的定型膠或油脂都已去除，並確認包裝上的說明：需乾髮或
　濕髮時進行。

頭皮按摩的好處

　提供指壓按摩頭皮，是時髦的美容沙龍的服務項目之一。

　專家們均同意，刺激頭皮的血液循環，對髮根吸收養份很有幫助，同時還能防止頭髮掉落。

　不過，過度地按摩則會刺激頭皮，使已脆弱的髮根剝落。

　如想為自己按摩頭皮，得小心別太用力，以免頭皮受損，或使頭髮打結。

　從肩膀開始，經僵硬的膀子，一直到緊繃的頭皮，然後用指腹輕輕揉搓，壓迫髮根；再從後腦勺到頭頂，兩眉上方到前額及兩側，最後在太陽穴結束按摩。

染髮後的護理

　即使是最輕微的過氧化氫成份，仍會破壞頭髮表面的蛋白質和水份。而由於染髮過程使頭髮表皮變皺，因此會使頭髮失去原有的光澤及柔軟。

　細而鬆的頭髮較易整理，看起來也較濃厚；而粗糙的頭髮容易斷裂又沒有活力，經不起經常性的染髮。可以用維持髮色及濕度的洗髮精及護髮乳彌補這些缺失。

　不必洗去的護髮素(Leave-in conditioners)，最適合兩次洗髮間的保濕作用，能使頭髮更易定型。可以按摩方式將其抹在頭髮上，特別是髮梢的部位。

　加護保養液對氧化及捲曲的頭髮最具滋潤效果。熱油護理能讓頭髮光澤烏亮。

　洗髮前的亮光處理：將兩湯匙的橄欖油加熱到皮膚可接受的溫度，再將它倒入一大盆已燒開的熱水中；將乾的頭髮梳理一遍，然後以浸泡過此盆水的熱毛巾包起，15分鐘後再按一般步驟洗頭護髮。

　陽光、海水及游泳池的氯都能氧化頭髮的色彩，導致褪色或變色，所以在日光浴或游泳前應塗上一層保護的防曬油，游泳後則應以抗氯洗髮精清洗乾淨。

髮型
選 擇 及 維 持 髮 型

　　一個好的髮型設計能和美容整形一樣達到令人振奮的效果。考慮髮型的重要因素,應為適合自己的髮質、臉形、身材,同時容易整理維持。短而有層次或羽毛剪的髮型,可營造出臉部的浪漫氣息,適合大部份的臉形。頭髮的層次能蓋住髮根,使稀疏的頭髮予人濃密豐厚的感覺;前額髮際線的羽毛剪較簡單,而朝後梳攏的髮型更令人憐愛;月暈型的髮型則使削瘦的身材線條更柔和。

　　如果妳有一頭濃而直的好頭髮,那麼剪成齊下巴長度的髮型將比長髮更有精神、更討人喜歡,同時讓臉形看起來修長。除非妳要塗很濃的妝,否則宜避免僵硬的幾何造型,那會讓妳的稜角太明顯。太厚的瀏海會使細致的輪廓縮小,所以最好分散瀏海或使其稀疏,以柔化臉龐,使眉形更清晰。微微的波浪型是細而塌的髮質最佳的選擇,它能使髮根立起,讓頭髮看起來有立體感,又不致影響乾燥易受傷的頭髮,如果打一些層次效果會更好。

六種簡易髮型

　　根據英國麗吉士(Regis)沙龍的創意指導布萊登・歐蘇利文(Brend O'Sullivan)指出,所有的髮型設計基本上是由六種適合所有臉形的剪髮方式組成,那就是:古典式直髮、圓弧層次、長髮內層次、短髮內層次、旁層次長髮、旁層次短髮。梅格・萊恩的成功羽毛剪就是長內層次的表現;戴安娜王妃的髮型則屬於短內層次。打層次不僅呈現設計的技巧,還使頭形看起來立體,更可強調後腦勺的漂亮弧度,不致讓頭部看起來像頂了個塌頭冠一樣。

　　如果妳有一張圓臉,應避免馬桶蓋式的髮型,而應選擇旁層次短髮;而如果臉形瘦窄,則應留柔和的瀏海,並把多餘的頭髮撥到臉頰兩側;齊顎的髮型適合方型臉;瓜子臉則適合所有的髮型。

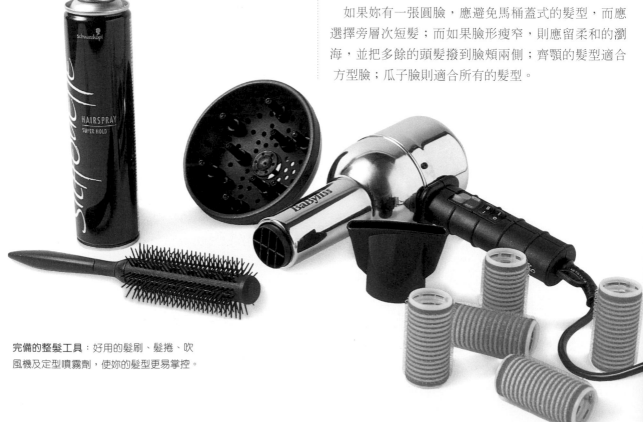

完備的整髮工具:好用的髮刷、髮捲、吹風機及定型噴霧劑,使妳的髮型更易掌控。

如何吹整

吹風機是最佳的整髮器

● 洗髮及護髮後，以毛巾將頭髮擦乾，抹一些定型的髮膠或慕絲。

● 在頭髮半乾時吹整頭髮，可自然風乾或以吹風機大略吹乾。

● 吹整直髮，以分撮方式進行，將外層的頭髮夾起，先吹內層的頭髮，以大而圓的髮刷，從髮根到髮梢慢慢吹理並旋轉髮刷。

● 較複雜的髮型，在吹髮的同時以張開的手指輕輕按摩髮根，從髮根到髮梢一撮撮以手指呈剪狀梳理。

● 吹風機強度適中即可，保持吹風機與頭髮約10到15公分的距離，吹口朝下，從髮根向髮梢吹。

● 適當的選用輔助道具。吹風機的吹管可集中風力，吹出光滑的直髮；擴散的吹口則可風乾大面積的頭髮，適合波浪形或自然的捲髮。

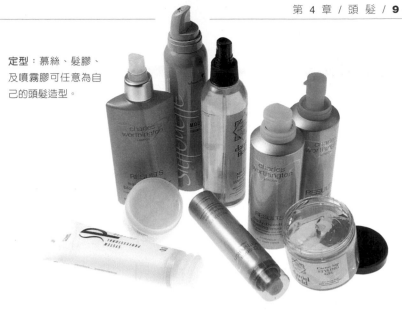

定型：慕絲、髮膠、及噴霧膠可任意為自己的頭髮造型。

最困難的定型工作

慕絲：傳統的慕絲是最容易使用的定型產品，但別使用過量，否則將使頭髮顏色失去光澤。約高爾夫球大的份量對短髮便足夠了。先以慕絲抹在濕髮上，再梳理定型。

髮膠：這是最能固定頭髮的定型劑，但也會使頭髮十分僵硬。欲使細髮不致塌下，可在未吹乾頭髮前，將髮膠塗在髮根，以手指按摩根部，然後用梳子梳理，使頭髮全部覆上一層髮膠。髮膠在整理波浪髮型時最有用。當頭髮吹乾後，再用梳子梳掉多餘的髮膠。

髮質強化劑：最近市場上的新產品，含有和頭髮蛋白質相同成份的角質蛋白成份，能強化髮質。輕輕將其噴在頭髮上，再以吹風機把蛋白質吹入頭髮的表皮，在未洗掉之前頭髮看起來會較粗。

護髮素：護髮素能促進頭髮再生，唯有護髮素可使乾燥的頭髮恢復光澤，並使捲髮容易整理。少量使用即可，一小滴的護髮素便夠整頭用量。將護髮素倒在掌心，在定型後上髮麗香之前按摩於乾的頭髮上。也可只在髮梢抹上，以防止頭髮分叉。

髮油、髮臘、定型乳：專業的定型配方，能使頭髮固定，並使頭髮更有光澤。髮油增添頭髮的油光，髮臘則加強頭髮的亮度，而定型乳則使髮型更柔和、更美觀。如果妳束起頭髮時頭髮常會散落，在乾髮上抹上這些產品將有助定型。

定型噴霧：當妳的頭髮完全吹整好時，定型噴霧能做最後一道防護。在濕髮上先噴一層定型噴霧，也有助於吹整時的固定。最好噴在最難掌握的髮根部位，不要使用會使頭髮變硬的產品。

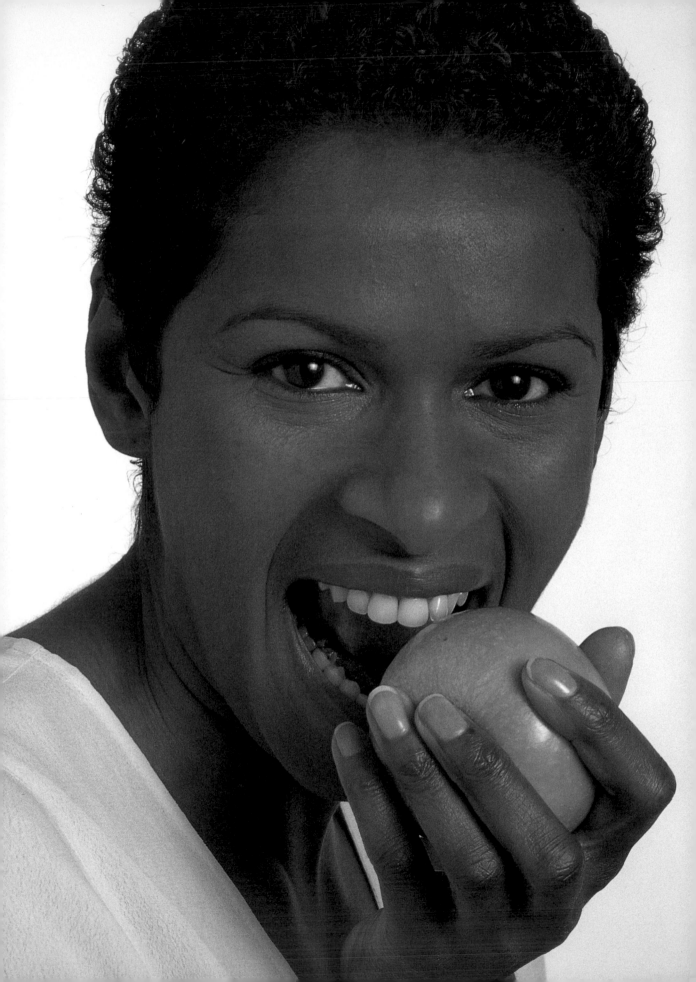

第 5 章

吃 得 更 年「青」

均衡的飲食，配合適度的運動，對身體的健康是很重要的。再者，進食時間若控制得宜，可以讓血醣維持一定的濃度，使身心皆保持在活躍的狀態──若跳過某一餐不吃，然後再來啃巧克力或餅乾，會讓血醣濃度突然昇高，破壞其正常的起伏模式。好好吃頓早餐，早午餐之間吃些水果，中午準時吃午餐，不要拖延。午晚餐之間吃些堅果或一片全麥麵包。晚餐不要太豐盛，用餐時間最好不要超過八點。主餐的間隔若得宜，也可以激勵新陳代謝的速度--如果能做到規律地消化、有效率地使用卡路里，體重增加的危險便會明顯減少。

營養素概觀
均衡飲食的重要

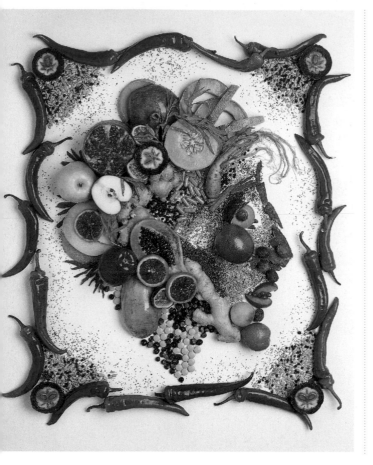

　　唯有均衡的飲食才能讓身體獲得完整且必要的維他命和礦物質。英國政府訂定的「國民飲食指導」所定義的均衡飲食包含：百分之三十四的麵包、馬鈴薯和穀類食品；百分之三十三的蔬菜水果；百分之十五的牛奶和乳製品；百分之十二的肉類、魚和其他蛋白質；而富含脂肪與糖分的食品只佔百分之六。

維他命和礦物質的好處與來源

　　與蛋白質、脂肪、醣類等高需求量的營養素相較，身體只需要少許屬於低需求量營養素的維他命和礦物質。但是維他命和礦物質對正常的身體機能與疾病防範是不可或缺的。維他命分為兩群：脂溶性（維他命A、D、E），可由身體儲存；水溶性（維他命B群、C），則必須每天攝取。礦物質也分為兩群：主要礦物質和微量元素。身體對主要礦物質的需求量比微量元素來得大，但兩者都是必要的。微量元素計有：鐵、鉻、錳、硒、銅、鋅。主要礦物質則如下表：

主要礦物質

	功效	來源	每日建議攝取量
鈣	牙齒、骨骼之生成與養護，健康肌肉的收縮。需配合維他命D才能有效為人體吸收與利用。	乳製品、綠色蔬菜：如花椰菜、罐裝魚骨、花生、葵花子。	800毫克
鎂	神經傳導所必需，有助於抗拒壓力和沮喪，維持健康的血液循環。	堅果、全麥、肉類、魚、無花果。	300毫克
磷	有助於骨骼之生成與養護，且可將食物轉換為能量。	乳製品、蔬菜、魚、肉類、堅果、全麥。	800毫克
鉀、鈉、氯（電解質）	與多項生化反應的過程有所關聯。	最佳來源是鹽，但須適量攝取。出汗時會流失。	無建議攝取量

維 他 命

	功效	來源	每日建議攝取量
維他命A	促進眼睛健康和夜視能力，以及清爽、柔順的肌膚和健康的指甲。脂溶性，可儲存於體內。	魚肝油、肝、腎、蛋與乳製品。流失原因：烹飪、暴露於空氣中。	800微毫克。攝取量若逾25000個國際單位則有中毒之虞。
β-胡蘿蔔素	於體內轉換成維他命A。	胡蘿蔔、蕃茄、菠菜、青花苔、芒果、南瓜、水田芥、杏子。流失原因：陽光。	無建議攝取量。3毫克相當於5000個國際單位的維他命A。無中毒之虞。
維他命B1	可釋出食物中的能量，為消化與神經系統所必需，有助於抵抗壓力。水溶性。	肝、腎、豬肉、牛奶、蛋、全麥、糙米、大麥、穀類。流失原因：熱、食物加工、烹飪、酒精。	1.4毫克。
維他命B2	能量的新陳代謝，及皮膚、指甲、黏膜等組織的健康發展與修復。水溶性。	牛奶、蛋、穀類、肝、瘦肉、魚、綠葉蔬菜。流失原因：陽光、酒精、服用基本成分為雌激素的藥劑，如避孕藥、HRT。	1.6毫克
維他命B3	於體內轉換成為產生能量的菸鹼醯胺。為腦、神經與消化系統所必需。高量攝取可減少膽固醇，但可能引起發癢和發熱。水溶性。	肉類、魚、全麥、蛋、乳製品。流失原因：烹飪、與膽固醇食物一起加工。	18毫克
維他命B5	釋出脂肪與醣類中的能量。為免疫系統和健康的皮膚組織所必需。水溶性。	酵母、肝、腎、蛋、糙米、全麥、糖蜜。流失原因：熱、光、酒精、咖啡因、基本成分為雌激素的藥劑。	6毫克
維他命B6	有助於蛋白質與氨基酸的新陳代謝及紅血球的製造。管制神經系統。水溶性。	肉類、魚、牛奶、蛋、全麥、麥芽、蔬菜。流失原因：烹飪、食物加工、酒精、基本成分為雌激素的藥劑。	2毫克。不可超過2000毫克。
維他命B12	為生成紅血球中之抗體的必需物。可活化、維護神經系統。水溶性。	肉類、酵母萃取物、海草。流失原因：光、熱、酒精、基本成分為雌激素的藥劑。	1微毫克
葉酸	與維他命B12共同製造紅血球與遺傳物質。在懷孕的頭十二個禮拜中有助於防止胚胎脊柱裂的發生。為消化與神經系統成長與維護所必需。水溶性。	肝、腎、綠色蔬菜、營養強化麵包、香蕉、柳橙與豆類（如扁豆）。流失原因：光、熱、食物加工、酒精、基本成分為雌激素的藥劑。	200微毫克。不可超過800微毫克。
維他命H	脂肪的分解與代謝。	肝、腎、蛋、乳製品、魚、穀類、水果、蔬菜。流失原因：烹飪、食物加工。	0.15微毫克
維他命C	健全結締組織、皮膚、牙齦、牙齒和血管，並幫助鐵的吸收。水溶性。	水果、蔬菜，尤其是黑葡萄乾、柳橙、西印度櫻桃、青花苔、甘藍菜、馬鈴薯。流失原因：熱、光、酒精、抽煙。	60毫克。高攝取量時，端視內臟的容忍度。
維他命D	與鈣、磷共同維持牙齒與骨骼的強健。脂溶性。	乳製品、蛋、油魚（如鯖魚），經陽光刺激可由皮膚製造。流失原因：光、空氣。	5微毫克
維他命E	有助於防止細胞損壞、化解血液凝塊、強化血管、增進肌力以及調節賀爾蒙。脂溶性。	植物油，如葵花油與芥籽油。杏仁、花生、葵花子、鱷梨、菠菜、蘆筍。流失原因：光、空氣、食物加工。	10毫克
維他命K	為正常的血液凝結所必需。	蔬菜（如花椰菜與甘藍菜）、豌豆、全麥、海帶、魚肝油。流失原因：熱、光、食物加工。	無適當攝取量

抗老奇兵
儲存必要的營養素以抵抗老化

在自由基（一種侵略性化學分子）的連續攻擊之下，細胞將遭受永久性的傷害。有專家估計，約百分之八十到九十的機能退化性疾病——例如：癌症、心臟病、老年癡呆症、關節炎等，都是由於自由基的活動所引起。自由基是氧化過後的副產品，有些可以防止感染，有些則會攻擊細胞，使其機能漸趨退化，終至死亡。

使用抗氧化物以對抗自由基

到了五十歲的時候，百分之三十的細胞蛋白質已經被自由基的活動所破壞。細胞破壞如此日積月累，老化的過程便會加速，而罹患老人病的危險也將增加。而妳能做的是什麼呢？除了不吃經過加工的食物外，還要選擇富含抗氧化物的食品，以防止自由基於體內過度堆積。主要的抗氧化物如下：

維他命A和β-胡蘿蔔素

維他命A對皮膚、牙齒、骨骼和黏膜的養護是很重要的。食物中的β-胡蘿蔔素在需要時，可由身體轉換成適量的維他命A。無數的研究顯示，β-胡蘿蔔素可降低心臟與癌症的危險，包括乳癌與子宮頸癌。它也能抵禦紫外線，在某種程度上可防止皺紋和皮膚癌，同時活化免疫系統，使妳免於病毒的侵襲。由若干研究顯示，它也有助於預防白內障。

食物來源：維他命A蘊含在魚、肉類、蛋和乳製品之中。β-胡蘿蔔素則蘊含於深綠色或橙色的食物，例如青花苔(綠色花椰菜)、菠菜、胡蘿蔔、杏子、桃子、甜薯等。

攝取量：維他命A的每日建議攝取量為800微毫克，或25000個國際單位。逾25000國際單位則有中毒之虞。β-胡蘿蔔素雖無每日建議攝取量，不過，每六個單位可產生一單位的維他命A，所以三毫克的攝取量相當於5000個單位的維他命A。許多專家建議每日攝取6到14毫克。而超量攝取並不會有中毒之虞。

維他命C

是強而有力的抗氧化物，許多研究指出，它有助於預防癌症、病毒感染與白內障；還可降低血液中的組織胺濃度，從而減少感冒時的發炎與過敏效應。維他命C為纖維蛋白質生成的必需物，此種蛋白質可支撐與連接締結組織細胞，使皮膚保持健康。

食物來源：芒果、奇異果、葡萄柚、青花苔、羅馬甜瓜、草莓、甜椒、蕃薯、糖莢豌豆、柳橙、櫻桃。

攝取量：每日建議攝取量為60毫克（抽煙者為100毫克），不過專家大多建議每天至少攝取100毫克（1克）。要抵禦感冒引起的感染症狀則需要6000毫克，但是高攝取量卻會引發痢疾。與維他命C（抗壞血酸）相比較，抗壞血酸鈣對胃部較為溫和，也較容易為人體所接受。

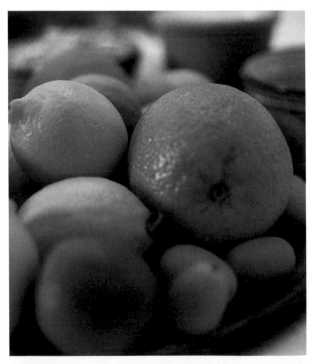

柑橘家族的力量：柳橙、檸檬、萊姆、葡萄柚——皆富含強力的抗氧化物：維他命C。

可抵抗自由基的食物

金‧卡波於《馬上停止老化！》一書中指出，為了保護我們的身體免遭老人病的荼毒，富含抗氧化物的水果與蔬菜，是我們每天必須要攝取的食物，而且最好不要加工，以保持充足的養份。

鱷梨：富含穀胱甘肽，此種抗氧化物有助於中和其他食物裡的破壞性脂肪。且含有鉀，可保護血液細胞。

漿果：草莓、覆盆子、曼越橘、藍莓皆富含維他命C。藍莓是抗氧化花青素最豐富的來源。

青花苔：富含抗氧化物維他命C、β-胡蘿蔔素、葉黃素、櫟皮酮、吲哚、穀胱甘肽。對女性而言，它可以中和過多的雌激素，有助於預防癌症。也有助於防止肺癌，以及直腸與心臟血管方面的疾病。

甘藍菜：吲哚-3-甲醇可加快雌激素的中和作用，以降低罹患乳癌、直腸癌與胃癌的危險。胡蘿蔔：有助於活化免疫機能，減少膽固醇，降低中風與肺癌的危險。也有助於防止與老化相關的眼疾與視力衰退。

柑橘類水果：柳橙含有能抵禦癌症的類胡蘿蔔素、松烯、黃酮類化合物與維他命C。葡萄柚的液囊與瓤囊薄膜則含有可減少膽固醇的纖維。

葡萄：至少含有二十種的抗氧化物。以色澤鮮麗者最佳，而葡萄乾比新鮮的葡萄為佳。葡萄的抗氧化物（主要是櫟皮酮）可防止血液凝滯、舒張血管，並抑制低密度脂蛋白（LDL）膽固醇的氧化。

大蒜：至少含有十二種抗氧化物，以及一種能抑制膽固醇的成份：ajoene，有助於防止血液凝塊。此外還有蒜素，可抑制病毒與病菌。大蒜也能活化免疫機能，並有助於防止記憶喪失和沮喪。

洋蔥：可提高「有益的」高密度脂蛋白（HDL）膽固醇的濃度，防止血液凝塊。紅色與黃色的品種裡含有豐富的櫟皮酮，可抑制癌症、發炎，以及病菌、黴菌與病毒。

菠菜：含β-胡蘿蔔素與葉黃素，兩者皆為強力抗氧化物，可防止癌症、心臟病、高血壓、中風、白內障，以及斑疹惡化（可致眼盲）。

茶：有助於防止心臟病和癌症，因為其中含有多元酚、櫟皮酮、兒茶酚等抗氧化物。茶也能活化肝臟酵素，清除身體內的自由基與損壞細胞的化學成份。

蕃茄：是蕃茄紅素的最大來源，這是一種極為強力的抗氧化物，有助於維護身體與心理的機能。

維他命E

研究指出，維他命E有預防心臟病之效：長期觀之，它可以減少低密度脂蛋白膽固醇，並防止其氧化，且能稀釋血液、防止凝塊，且具有抗癌作用。對於中年，和中年以後發病的晚發性糖尿病而言，維他命E可促進胰島素的有效運用，有助於維持正常的血醣濃度。維他命E還能減輕焦慮和沮喪、提昇免疫力、改善皮膚狀況、舒緩關節炎、預防白內障。
食物來源：植物油、全麥、蕃薯、糙米、堅果。
攝取量：每日建議攝取量為10毫克，許多專家則建議每天攝取400個國際單位。但如果妳正在服用抗凝血的藥物，或維他命K不足時，則最好不要另行補充。

維生素P（生物類黃酮）

各種水果和蔬菜的色彩大約是由五百種化合物所構成，其中有些是強力的抗氧化物，據信可與維他命C共同合作，保持締結組織的健康，增進毛細管強度，並防止管壁滲漏、經常性出血和瘀傷。維生素P也能防治過敏和氣喘，防止心臟病與癌症（例如紅色與黃色洋蔥裡的櫟皮酮，能抑制致癌因子和腫瘤促發物的活動）。維生素P還具有抗病毒性，與維他命D配合使用時，還可減少更年期的潮熱症狀。
食物來源：柑橘類水果的外層纖維與果瓣、杏子、蕎麥、紅色與黃色洋蔥、黑刺莓、櫻桃、薔薇果、茶、蘋果。

攝取量：無建議攝取量。通常與維他命C組合使用，劑量是500毫克的維他命C，配上100毫克的維生素P；或1000毫克的維生素P，配上400至800個國際單位的維他命D。

維護強健的骨骼

迅速失去骨質密度的骨骼，是更年期過後的婦女最大的健康威脅。四位婦女中便有一位可能得到骨質疏鬆症，這會使骨骼——尤其是脊椎骨、髖骨及腕骨——容易骨折或斷裂。骨骼是由數種礦物質所組成，包括鈣、磷、鎂、鋅、碘及氟。到了30歲時，骨質已完全成長，製造新骨細胞的速度便開始減緩。一過35歲，骨質每年開始流失約1％，而更年期過後的10年內，每年可流失2％至4％之多。

骨質流失肇因於雌激素的減少，而鈣質的吸收則非常需要雌激素。更年期前、更年期間乃至之後，攝取足夠的營養是自然的解決之道。大豆製品，如醬油和豆腐，就特別吸引歐美研究人員的注意，因大豆中含有葡萄糖苷（genistein），是植物性雌激素豐富的來源之一。這種成份和人體內的自然荷爾蒙頗為類似。

走路和慢跑，有助於強化骨質並增加肌肉的密度。研究發現，攝取維生素和礦物質，加上適當的運動，能顯著降低骨質疏鬆症的發生。以下是能鞏固骨質的重要維生素。

維生素D

維生素D主要在幫助人體吸收鈣與磷。先天無法代謝維生素D，可能是造成某些骨質疏鬆症的原因。陽光可以刺激皮膚中某些油脂在體內合成維生素D。因此長期使用高系數的防曬乳液，會抑制這種自然的合成過程。

食物來源：乳製品和魚肝油。牛奶和植物奶油也常會添加維他命D。

攝取量：每日建議攝取量(RDA)為200iu。有實驗證實，當冬季骨質流失最快時，攝取400iu可減少流失。但每天攝取超過1000iu則會造成中毒，因此除非在醫師的控制下，否則不要超過建議用量。

鈣

鈣是骨骼發育，及維持骨骼強健與密度所不可或缺

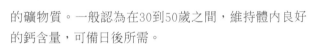

富含鈣質的
食物可強化骨質、
建構健康的骨骼。

的礦物質。一般認為在30到50歲之間，維持體內良好的鈣含量，可備日後所需。

食物來源：低脂乳製品，如一杯原味優酪乳含有約400毫克的鈣。然而某些低脂起士含有磷，卻會抑制鈣的吸收。用硫酸鈣加工製作的豆腐、帶骨的沙丁魚和綠色花椰菜都是很好的鈣質來源。

攝取量：每日建議攝取量為800毫克；不過美國國家骨質疏鬆症基金會建議，沒有使用賀爾蒙替代療法(HRT)的更年期婦女，應攝取1500毫克。所有種類的鈣質當中，碳酸鈣最能有效地被吸收。而在兩餐之間服用時的吸收效果最好。應該避免服用由骨類、牡蠣殼及白雲石所製成的鈣，因為可能其鉛含量過高，對人體有害。

硼

美國農業部（USDA）研究顯示，礦物性硼可降低鈣、鎂隨尿液流失（兩者均為強健骨質所需的礦物質）。USDA的另一項研究亦指出，硼或許能增進腦力的敏捷性。

食物來源：許多種的水果與蔬菜，特別是梅子乾和杏子乾。

攝取量：每日3毫克（不可多於10毫克）。和鈣、鎂、錳、維生素B2等一起服用，效果最好。

正確食用脂肪類食物

飽和動物性脂肪對人體有害，不但會增加心臟血管方面的疾病，且會增高阻礙血管的LDL（低密度脂蛋白）膽固醇的含量。食用大量動物性脂肪的婦女，其雌脂二醇（oestradiol）的含量較高，容易導致乳癌和結腸癌；且動物性脂肪會刺激前列腺素和白三烯素的生成，而導致類風濕關節炎。這兩種物質亦和偏頭痛、血管阻塞及乾癬有關。

不過某些不飽和脂肪，也就是「必須脂肪酸」則對人體健康有益。因為人體無法製造它們，故需要靠飲食攝取。「必須脂肪酸」能預防癌症及心臟疾病的發生，同時也能預防骨質疏鬆、疲憊及肥胖症；它們還可以幫助鈣的吸收、減少骨質流失。缺少「必須脂肪酸」的人，皮膚乾澀、頭髮缺乏光澤，以及消化不良；嚴重者會有憂鬱症的傾向，和心律不整。「必須脂肪酸」有以下兩組：

Omega-3：衍生自α-亞麻酸，存在於植物油、大豆、亞麻、油菜籽油、胡桃，及脂肪高的魚類中。對腦部運作（人腦的60%由脂肪構成，且大多數為「必須脂肪酸」）、眼睛功能、抑制發炎的機制、血液凝結等作用不可或缺。研究顯示，「必須脂肪酸」亦可預防心臟和腸胃疾病，以及乳癌。

Omega-6：衍生自亞麻酸，存在於種子、蔬菜、向日葵、紅花油、芝麻油中。如細胞膜的製造、前列腺素，和二十酸類都需要Omega-6。後二者為類似荷爾蒙的物質，能控制發炎及血壓。但是過量的Omega-6卻會造成關節炎、中風、糖尿病和某些癌症。

低脂食物和新上市的「去脂減肥藥」，正意味著我們攝取的「必須脂肪酸」不夠，會影響身體健康。降低脂肪的食用量也會限制了重要維生素的攝取，如脂溶性維生素A、D、E，和β胡蘿蔔素，這些維生素每天至少需要25克的脂肪來幫助其吸收。而女性的脂肪攝取量，若每日低於其總卡洛里攝取量的15%，將影響雌激素的製造，造成月經不規律、骨質疏鬆症、疲勞等症狀。但是到底需要多少脂肪才健康呢？

世界衛生組織建議，成人至少須有15%的卡洛里是來自脂肪（2000卡的食物中約需30克脂肪），但不要超過35%。至於準備生育的婦女，20%才是健康的食用量（2000卡的食物約需40克脂肪），但飽和脂肪不要超過10%（2000卡的飲食約20克）。而「必須脂肪酸」至少須佔總脂肪攝取量的三分之一。

脂肪小常識

● 須避免食用飽和動物性脂肪、加工食品中的氫化油，及含有轉化脂肪的植物性奶油，這些均會影響血液中膽固醇的含量。而要用未加工的冷榨油，或少許奶油來塗抹麵包。

● 堅果類、高脂肪魚類（如鯡魚、鯖魚、鮪魚、沙丁魚、鱒魚、鮭魚）都是多元不飽和脂肪酸及Omega-3脂肪酸的極佳來源；這兩種成份都有助於平衡及補強Omega-6。

● 橄欖油被證實為「單一不飽和脂肪」，有助於預防心臟病和乳癌；但它的「必須脂肪酸」含量卻較低，所以變換使用不同的食用油是較好的選擇。例如做沙拉時，使用葵花油、芝麻油、胡桃油；烹煮時，使用橄欖油、大豆油、葡萄籽油。

● 若食用較多的必須脂肪酸，表示你必須增加抗氧化劑的攝取，以避免自由基破壞身體健康。因此須增加水果和蔬菜的食用量，或食用維他命A、C及E。

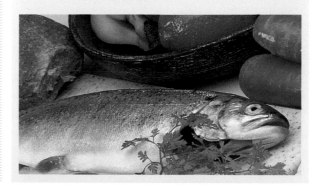

食物補給
它們能否使青春永駐？

實驗證明，只要運用得當，自然食療比傳統的藥物更為有效。德國醫生在治療諸如憂鬱、消化不良等諸多症狀時，常以營養品及藥草代替傳統藥物。這樣的處方不但較為溫和且又有效。以下列出十種抗老化的補給食品：

輔酵素Q10

輔酵素Q10控制我們生命所需的燃料之使用。它自然存在於細胞中，可將食物中的能量轉化為身體能夠儲存，並有助於身心活動的形態，據說它還可以強化心肌功能。它不存在於食物中，而是肝臟從蛋白質及綠色蔬菜中相關的輔酵素所製造成的。研究發現，它可以降低血壓，並減低心絞痛患者服用止痛劑的比率；此外，還可增強活力、促進新陳代謝及幫助減肥，並強化免疫系統的功能。然而它卻會隨著年齡增長而減少。瑞典人將輔酵素Q10的抗氧化效果比成抗老化的維他命E，後者能保護細胞，使其免於因細胞膜損壞及退化性的疾病所導致的硬化症。

用量：每日30毫克。

DHEA（脫氫表雄酮）

DHEA是一種類似賀爾蒙的物質，多由賢上腺所製造，少部分亦由卵巢製造。它是賀爾蒙之母，可轉化為類固醇賀爾蒙，例如：雌激素、妊娠素、睪丸素以及可體松。DHEA隨年齡的增長而衰減。六十歲之後的女性身體中幾乎已檢測不出其存量。約有兩千份研究報告（大多數以動物實驗）指出，適量補充DHEA可增強活力、記憶力及性慾，且能防止心臟疾病、骨質疏鬆、癌症、憂鬱及燥鬱，它甚至可以幫助減肥及增長壽命。但使用過量可能會導至肝臟腫大，及女性臉部毛髮增加的副作用。野薯是DHEA的自然來源。

用量：每日服用25至50毫克。此用量很少有副作用。

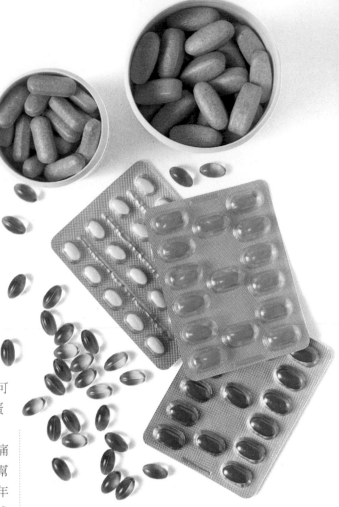

服用前提：補給食品有益於維護健康，但並不能代替均衡的飲食。

當歸

在中國，它也被稱為「女性人蔘」，可治療PMS（經前綜合症候群）。它是天然的調節劑，可調節月經週期、防止抽筋、浮腫、粉刺，及易怒的傾向。它亦有益於更年期的調養，可減少潮熱、陰道乾燥，及停經後的心悸現象。它富含鐵質及維他命E。有些研究顯示，當歸可降血壓、控制血糖，及預防貧血。

用量：每日2至3粒膠囊的份量。

白果

在中國，白果又叫做青春果。它心形的葉片，及梅子狀的種子被用來治療呼吸系統的疾病，例如肺炎、氣喘、支氣管炎，也可治療循環系統的疾病。

研究指出，白果可產生銀杏素（ginkgolides,bilobalides)：可促使血管擴張，具抗菌、抗黴功用的黃酮類化合物。此種物質為強力的抗自由基及抗凝血物質，因此可防止中風及加速腦部組織的復健。白果亦可防止失憶症，使人更為清醒、靈活。

用量：每日120至160毫克。約需四至六星期才能發揮藥效。少數被發現的副作用包括：頭痛、胃部輕微不適及皮膚過敏等現象。

人蔘

五千年來，中國人一直視人蔘為長生不老藥和萬靈仙丹，據說它可增強記憶及心智能力。人蔘具有抗氧化的特質，日本的研究發現，它含有稱為「皂苷」的化合物，可抑制癌細胞成長、降低膽固醇。蘇俄的研究證實人蔘有助於抵抗壓力。它能使身體功能正常化，調節血糖及血壓，因此贏得調養聖品的美譽。人蔘亦含有近似女性荷爾蒙的物質，有助於防止停經期的潮熱、倦怠，及易怒等症狀。

用量：每日2至3粒膠囊；或5至10克粉狀蔘，配一杯水。最好是於早餐的一個小時之前服用。

穀氨醯胺

穀氨醯胺是身體中所含最多的氨基酸，多位於腦部、骨骼及血液中。疾病、長期的壓力及節食會使它變少，烹調也會破壞食物中的穀氨醯胺。根據研究指出，穀氨醯胺是身體主要的動力燃料，可防止骨骼、肌肉的退化及疲勞，還可提高有學習障礙兒童的智商，刺激其心智活躍，尤其是有助於低血糖者。它也能增強免疫力、幫助消化、防止沮喪、減輕食物過敏，並能抑制對酒精、尼古丁及毒品上癮的程度。

用量：在心理壓力下或疾病康復期間，每日通常約4至8克。每服用一克的穀氨醯胺，即須自飲食中減去一克的蛋白質，以免使肝藏與腎臟的負擔過重。

穀胱甘肽

穀胱甘肽是一種強力的抗氧化劑。它在身體中是由其它三種氨基酸所合成：L-半胱氨酸、L-穀氨酸，以及甘氨酸。這些物質均存在於蔬菜、水果中，例如：柑橘類水果、香瓜，及生蘿蔔。據研究指出，它能防止癌症、抵抗輻射，並能減輕抽菸及酗酒所造成的傷害。它還具有醒酒功能，且能使免疫系統更為健全。另外有些研究指出，穀胱甘肽具有消炎作用，可減輕過敏及關節炎的症狀。

用量：每日1至2次，每次50毫克。

退黑激素

此種賀爾蒙是由腦中的松果腺在睡眠時所分泌。它對生理時鐘，尤其是睡眠的規律極為重要，被廣泛應用於治療時差所引起的症狀及失眠症。身體中退黑激素的製造量，隨年齡增長而大幅下降。由動物實驗顯示，服用退黑激素可延長壽命百分之二十。

用量：睡前九十分鐘服用1至3毫克，可有效改善時差症狀及失眠。

硒

硒是一種抗氧化物。它和穀胱甘肽一起作用，可抑制自由基對身體的損害。由動物實驗證實，硒與維他命E結合之後，具有抗菌的效果。它可以解除身體中重金屬，例如汞、砷的毒性；而最有名的功能則是抗癌，及防止心臟方面的疾病。它還可以避免非水溶性油脂物的氧化或阻塞血管，並防止血栓塞的發生。

用量：每日100至200毫克。硒若大量服用，將會中毒。切記勿服用超過300毫克。

野薯

這種愈來愈受歡迎的抗老化蔬菜，是非洲傳統醫治風濕性關節炎及腹絞痛的偏方。草藥學家用它來治療經前綜合症候群、更年期及停經的症狀，例如：潮熱、倦怠，及陰道乾澀。因此野薯在現代享有HRT、DHEA替代品的美譽。

用量：每日2至3粒膠囊量。

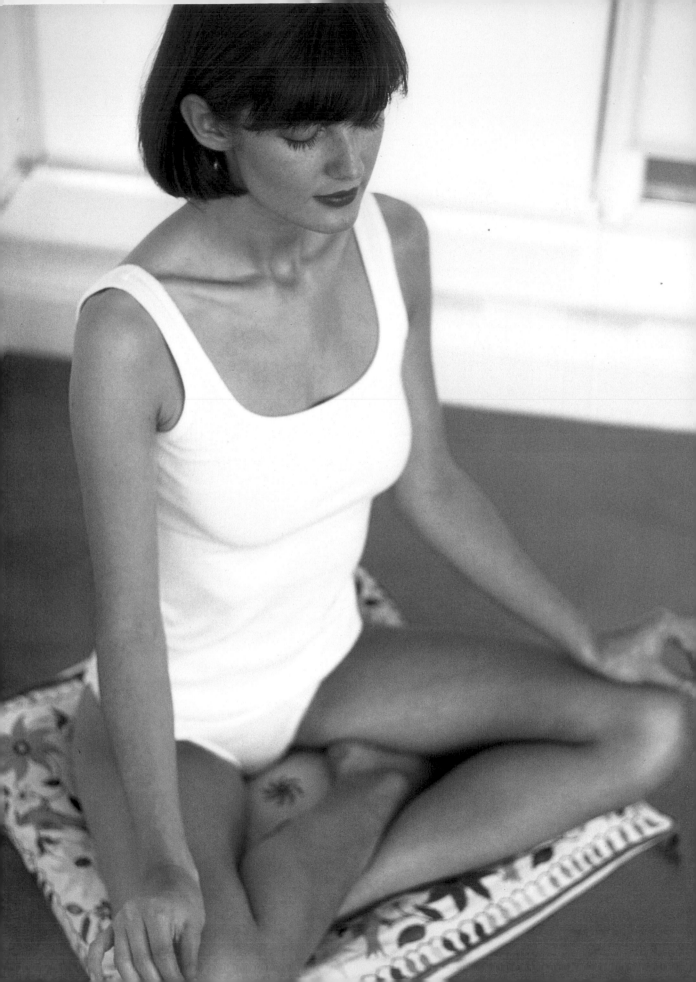

第 6 章

輕 鬆 一 下！

壓力是造成身體和情緒疾病的主因之一，壓力會削弱人體免疫系統的抵抗力，進而增加了生病的機會，也使得我們生病時更難從病痛中復原。所以，如何找尋適當的方式來調適壓力是非常重要的。

隨著時代的演進，我們慢慢地已能證明生理狀況和心理狀態是息息相關，密不可分的。怎麼說呢？因為當妳情緒處於低潮時，妳的免疫系統就會相對地減低其防禦能力；而當妳常保持心情愉快時，妳的抵抗力和身體復原能力就會相對提高。簡言之，當妳相信妳做得到時，通常就做得到，就像當妳生病時，妳希望它快點好，它就會快點好是一樣的。當然，其他一般輔助性的治療也能幫助妳儘快復原。

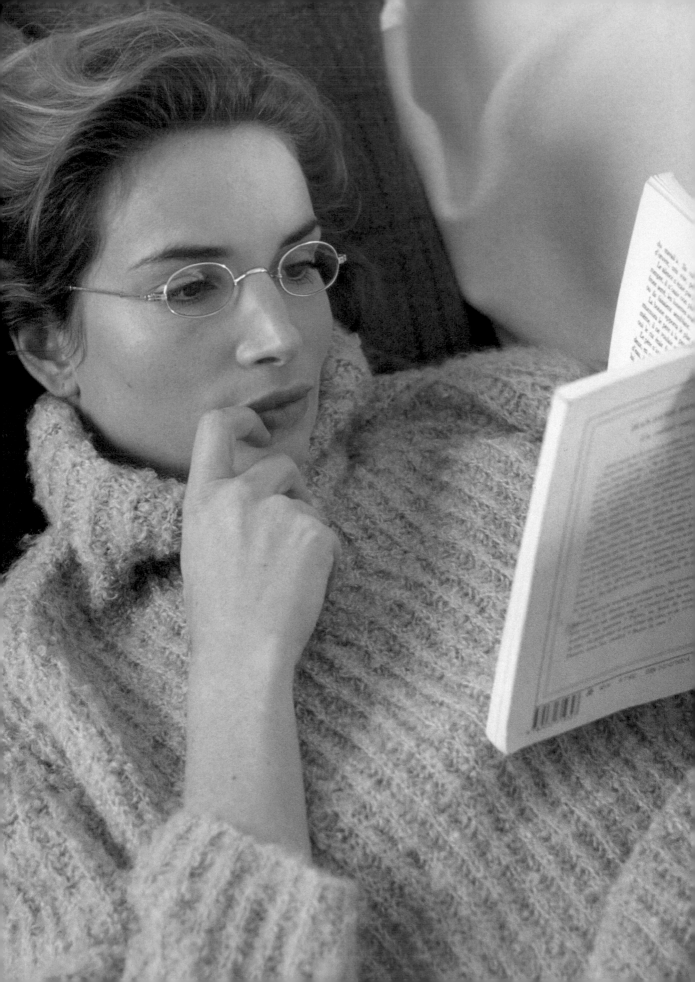

壓力處置

妳能承受多少壓力呢？

事實上，有一點壓力對我們來說是有益的。而心理學家稱這種壓力為「健康壓力」，而「它」就是我們思考、創造、突破的原動力。然而，當這種壓力累積過量時，我們就會無法控制它，即所謂的「不健康的壓力」。這時，妳會覺得壓力過大而不能以理性的方式調整情緒，進而一些消極和自暴自棄的舉動便會顯現。例如：工作過度、睡眠太多，或在睡夢中驚醒，酗酒、抽煙或暴飲暴食。最後，這種不健康的壓力會使得妳的身心疲憊倦怠。

而當妳面臨壓力時，會發生什麼事呢？

這種壓力所引起的反應是一種很複雜的化學連鎖反應。首先，所有的感官會變得很敏銳。當大腦感受到這種壓力訊息時，便會透過賀爾蒙和電脈衝的傳導，激發自律神經系統，去應付這種壓力狀態。

當我們面臨壓力時，在腦中的「下視丘」部位，會促進腺體分泌所謂的「壓力賀爾蒙」。分泌的腺素主要有三種，其中腎上腺皮質素和氫化可體松是由腎上腺所分泌，前者的功用主要是使血壓上昇，血糖昇高，心跳、呼吸加快，胃腸蠕動變慢；而後者，主要是加快凝血速度，並將體內的脂肪轉變成醣類以供身體各器官利用。此外，尚有一種腺素叫「胺多酚」（又稱腦啡），是由神經系統所分泌，主要的作用是止痛，成份類似瑪琲。這些賀爾蒙的效用是要使身體有足夠的能力，去應付我們所面臨的危急狀況。

面對這種情境，下一步妳應該要針對壓力的來源，或乾脆就坐在地上敲地板發洩，透過這樣的方式，身體會幫妳消除一定程度的壓力。但如果累積的壓力太多，或長時間的打擊身心時，身體的自我防衛機轉便會轉向體內，如此，自暴自棄的行為便油然而生了。

評估妳對壓力的耐受性

妳如何決定妳本身的「彈性限度」？本身的個性是決定妳壓力忍受極限的主要因素。心理學家曾分析過，有二種個性的人最容易患有「壓力相關」疾病。第一種個性是那種有工作狂、缺乏耐心，斤斤計較又很具挑釁性的人；第二種是屬於學者專家型的人。通常他們外表看起來非常冷靜，開朗且有才華。可是這種專家型的人，都很難去面對他們自己的心理疾病或潛在壓力。

至於個人到底能承受多少壓力？心理學家指出約有20多種狀況下所產生的壓力，會對人體造成傷害。心理學家還依傷害的程度，將此20幾種壓力給予不同的點數。妳可以利用下列的表格來評估妳自己目前所遭受壓力的程度。假如妳的點數接近100點，在未來的二年內，妳會相對多出百分之三十的得病率；如果是一百點至三百點之間，得病率將高出百分之五十；如果超過三百點，就是處在極危險的狀態了。

點數測驗

點數	項目	點數	項目
100	配偶死亡	29	小孩離家出走
73	離婚	29	有法律糾紛
65	分居	28	缺乏成就感
63	入獄	26	另一伴開始或停止工作
63	好友過世	26	小孩開始上學或完成學業
53	自我偏見或病態	25	改變生活環境
50	婚姻	24	改變穿著習慣
47	失業	23	和上司不和
45	和另一伴進行糾紛調解	20	工作時間或環境改變
45	退休	20	搬家
44	家庭失和	20	小孩轉學
40	懷孕	18	社交活動改變
39	性方面的問題	16	睡眠習慣改變
39	家人到來	15	家庭成員改變
39	工作上有劇烈轉變	15	飲食習慣改變
38	財務出現警訊	13	度假
36	換工作	12	接近耶誕節時
35	和另一伴越來越無法溝通	11	輕微的違法
30	抵押借款或財產被查封		

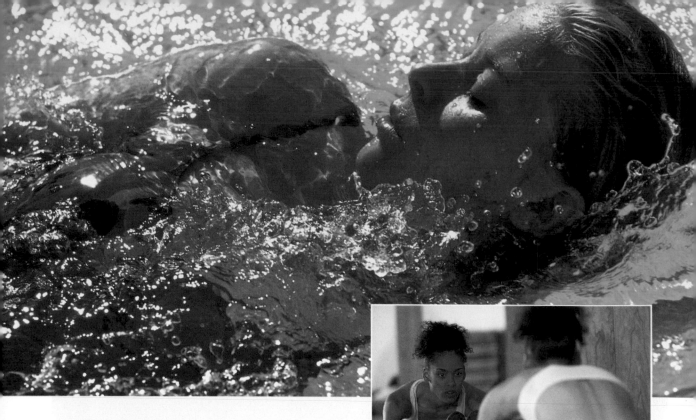

十種處理壓力的方法

1. **講出來**：在適當的場合，將妳的問題提出來和妳的另一半討論，或者是與較親密的朋友討論，讓妳能從更客觀的角度去面對事情。

2. **娛樂自己**：抽出至少一天以上的時間，去做一些真正能使自己快樂的事情。

3. **自我嘲諷**：開懷大笑是一種很好的治療方法，笑能舒解心理上的束縛，也可以增加肺部的換氣量，並刺激「腦啡」的產生，而達到一種愉悅的感覺。在偶然的情形下，笑也能令別人產生共鳴而跟著妳一起笑；此外，哭也是一種不錯的抒發方式。

4. **做運動**：能在囤積的壓力爆發之前，將體內的不良壓力釋放出來。在英國哥倫比亞大學的一項研究中顯示，20至30分鐘的有氧運動會增加心跳頻率至每分鐘120次，一星期只須做三次，在12個星期內便能減少壓抑與不安。

5. **學會說「不」**：留點空間給自己，取得別人的尊重。讓別人清楚的了解自己的想法，並冷靜地表明自己的立場。如果妳不這樣做的話，就會覺得生氣和懊惱。

6. **要有原創力**：當家庭或工作上壓抑原有的創造力時，女性常常覺得壓力過大，容易產生有挫折感，而且常常覺得沮喪。找一些新鮮的、有挑戰性的嗜好來幫助妳保持一個積極開放的心智。

7. **面對現實**：接受自己的個性，不要嘗試去改變自己的個性。不然的話，就要學著如何善用妳的優點及缺點，同樣地，也不要以懲罰自己的方式來彌補過錯。試著了解自己的個性、優缺點，並隨性去做。

8. **計畫及預設**：最好將生活中比較重要的事情先處理好，不要讓這些事情懸在心上太久，以避免承受太多的壓力。

9. **思想樂觀**：希望被認同及自我懷疑這二者都會傷害到自尊心。告訴自己，做每件事不是為了迎合別人，而是因為真的想去做，而且從中得到快樂。

10. **對自己好一點**：當妳受到壓力時，要給自己身體或心理上的鼓勵。去大吃一頓，泡個芳香浴或去做一次按摩，輕鬆一下。

用呼吸來舒解壓力

　　學習如何調整呼吸是避免驚嚇的第一步。在壓力及驚嚇狀態下，短而急促的呼吸會導致過度換氣，所以過多的氧氣會進入體內，可是二氧化碳卻排出的太少。所以此時身體會將肺部暫時關起來，直到氧氣量恢復正常為止。這種過程會使神經產生緊繃的感覺，就好像氣喘般，而且會提高驚嚇的程度。以雙手遮住口鼻或對著紙袋呼吸，這種方法能強迫自己再吸入一些二氧化碳，並以幾分鐘來平衡肺部的空氣。

呼吸運動

1. 躺在床上或地板上，將雙手放在肋骨下方橫膈膜處，用指尖輕輕碰觸。
2. 深深地呼吸，妳會覺得自己的橫膈膜一伸一縮，肋骨擴張及胃部上揚。而放在橫膈膜上的雙手也跟著呼吸一上一下。
3. 將吸入的氣憋住數到五。
4. 然後再將氣慢慢吐出。等到所有的氣都吐出後，慢慢體會肋骨收縮及胃部下降的感覺。雙手指尖仍繼續放在原處。
5. 重新開始前面所做過的動作，依此重覆三到四次。如果妳在吸氣的過程中覺得頭暈，那就先休息一會兒再重新開始。

透過肌肉放鬆，消除壓力

　　最有效而簡單的消除壓力方式便是瑜珈。它能促進身體和心理的靈敏度，及幫妳找出肌肉最緊繃的位置。瑜珈能幫助本身關閉與外界的通道，提昇內在心靈的和諧。妳可以在任何時刻，花半個小時的時間來做這項運動，或者乾脆利用瑜珈來入睡。

肌肉放鬆運動

1. 在一間安靜溫暖，稍暗的房間裡，躺在床上或地板上，拿二個墊子或枕頭放在頭及膝蓋下，這樣做可以放鬆背部的肌肉，然後將妳的雙手也放在地板或床上。

2. 當妳完全放鬆時，做二次深呼吸，將胸中的壓力吐出來。
3. 當妳準備好時，從腳趾頭開始到全身每個部位，讓身體完全放鬆。如果有比較難放鬆的部位，就試著先拉緊肌肉再放鬆，來達到壓力減輕的效果。
4. 臉部往往是最難放鬆的部位，打呵欠，將嘴巴張大，閉緊雙唇，然後吐氣來放鬆。或皺起眉頭，就好像妳真的生氣一般，然後慢慢緩和自己生氣的情緒，提起眉頭，藉此來移動頭皮，然後再恢復自然狀態。
5. 扭曲整個臉部、嘴巴、鼻子、面頰及眼皮眉毛，然後再放鬆。
6. 以上動作持續約15分左右，然後慢慢地醒來，將四肢伸展至極限，直到妳覺得可以準備起來時，再次放鬆，放鬆後依此再重複一次。

用按摩來消除壓力

　　按摩是最舒適的放鬆法之一。研究報告顯示按摩可降低腎上腺素及皮質脂醇的分泌。腳底隱藏了許多跟全身有關的反射神經點，而妳可以自己做一些簡單的按摩（見反射神經學）。

腳底按摩

1. 先將襪子脫掉，將一隻腳放在另一隻的大腿上。用二隻手掌急促地摩擦腳底和腳背，然後再把腳按住。依此類推，另一隻腳也是如此。
2. 用食指和大拇指，輕輕地拉扯及轉動腳趾頭，從趾尖到趾跟都得按摩，這會減輕頭痛及臉部的緊張。
3. 用中指去按摩腳底板，用循環的方式，從趾頭以下直到腳跟，這種漸進式的腳底按摩，可以放鬆胸部、腰部、胃部及骨盤部分的肌肉。
4. 最後，用雙手緊緊將腳包在手心中，大拇指朝上，其他指頭朝下，依此慢慢將手從腳跟推至腳趾，重複來回好幾次。
5. 如果要提高腳底按摩的效果，可以配合使用芳香油精來潤滑腳底，例如：薰衣草油、檜木油、茉莉油及橙花油皆可（見芳香療法部份）。

放鬆療法

找 一 個 適 合 妳 自 己 的 療 法 ！

　　最成功的放鬆療法莫過於達到身體、心靈及情緒上的和諧。這很多都是從東方哲學中衍生出來的。他們的理論是，靈魂和身體分離是一種不平衡，和心靈上的殘缺。追求神聖的心智，軀體清明的心靈最能達到三體合一的療效。讀者可以利用以下闡述的方法來做，如果妳能達到越深的程度，就表示實行的療效越成功。

自動基因

　　德國心理學家強納斯‧休爾特斯在30年代時便指出，「自動基因」就像是將本身置於催眠的昏迷狀態。告訴自己四肢覺得又重又熱，本身的呼吸及心跳很沈穩，胃部完全放鬆，額頭則覺得很清涼。然後不斷地重複這個指令，指引它到妳壓力症狀的所在地。舉個例子來說，妳告訴自己說額頭很冰涼，並將雙手十指交叉，利用這種練習能有效地放鬆壓力。

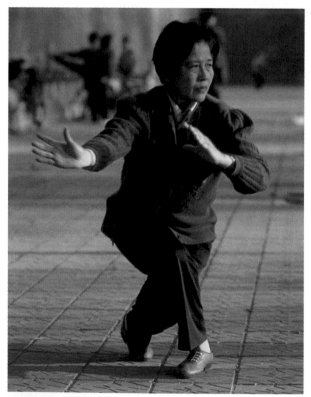

跟著潮流走：中國婦女每天早晨練太極拳，就是為了平衡體內的能量及隨時保持機動性。

冥想

　　冥想是一種古老的東方思考方式，能將心靈關閉起來，以免有更多的雜務進入。以下有幾種方法可以做到將心智隔離於塵世之外。不論是那種方法，最重要的是要找個舒適的姿式，並確定自己能保持溫暖及安靜至少二十分鐘以上。調氣法是最簡單的一種方法。從做深呼吸開始（就如前面所述的呼吸運動一般），直到覺得自己的身體開始放鬆為止。將腦袋裡的雜事全部拋開，全心全意注意妳的呼氣吸氣。除了呼氣和吸氣外，妳也可以去感受肋骨及胃部隨著呼吸一上一下。如果妳無法集中精神，可以試著以數拍子來計算自己的呼吸次數，以10為一個單位，不斷地重覆。

　　超異想（T.M），透過這個方式妳能啟發內心隱秘的世界。而古典的「O.m」（一種東方種子的名字，代表永恆及宇宙的愛），也是一個很有效的放鬆管道。慢慢地重複著妳的它：「mantra」，當妳呼吸時，只專心在妳所聽到的聲音，其它的全部撇開。

　　客觀性的冥想則專注於小的物件上，而不只是一個字。傳統上，這個物件通常是蠟燭，但是也可以用水晶或石頭替代，因為它們體積小且容易攜帶。將此物放在妳的視線內，或乾脆放在眼睛下方，這樣可以避免眼睛肌肉的疲勞。然後專注於物體的形狀、結構、觸感及氣味，試著去感覺它們的重量及能量。

想像（幻想）

　　這種幻想方式是讓自己處在最愉快的狀況下，再想像一個愉快的情節。這個故事情節也許是發生在某個地方，或者是一個完全幻想出來的空間，例如在某個無名的荒島上。讓這個幻覺影像的顏色及聲音，甚至

於氣味洗禮妳的心靈。如果妳不斷地對自己說：「我在一個很安全、很安靜的地方，這裡只有我，沒有別人，我可以完全放鬆自我」，妳將會發現這種以幻覺來放鬆自己的方式很有幫助。

妳還可以使自己的潛意識做更高一層的幻想。例如，試著去想像妳正穿過一道門要進入一座漂亮的花園，躺在草地上，並讓更多的影像浮現出來。這個過程能使妳很清晰地看到問題的所在。

太極

太極拳是一種結合道家哲學的中國古老技巧，配合著動作來達到療效，並促進陰陽兩股能量的平衡。所謂「極」就是生命的源頭、力量。太極拳包含了一連串複雜的姿式及運動呼吸的技巧，以類似芭蕾的連續動作慢慢地表現出來。太極拳主要表現在肌肉的控制，而這種拳一點也不激烈。它的目的是要善用體內的能源，並且以優雅、平靜的姿勢來表現。

在理想狀況下，太極拳應該在室外的開放空間進行。利用每天早晨打太極拳能收事半功倍之效；就算於晚間，在室內練太極拳也很受歡迎且效果良好。

瑜珈

在西方世界中，瑜珈是最受歡迎且最成功的放鬆療法。它能幫助妳提昇體內的能源，及達到心理、身體及心靈上的統一。瑜珈的姿式，是一連串軟性伸展軀體的動作，它可以提昇平衡感、彈性、力量及肌肉的控制，並用一種特殊方式來按摩體內器官。

瑜珈－阿莎南斯「ASANAS」

1.這種asanas被稱做樹的形態。它是一種集中精神的練習，可以促進身心平衡、加強穩定性，並改善基本姿勢。

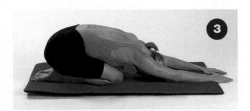

2.蓮花坐姿也能改善姿勢。它的功能是強化消化功能及生殖系統，而且提昇集中精神的能力。

3.另一種為開放葉式的姿式，這種姿式可以舒緩脊椎的張力，進而解除下背部的疼痛及緊繃感。

輔助療法

幫助自己擁有健康的身體

在過去，輔助療法因為被認為太多樣化，而無法被大多數人所認同。可是這種看法在最近幾年逐漸改變了。在英國，過去五年來已有一定的人口追求這種輔助療法，不但取代了主流醫學，而且遵照醫生所指示的輔助療法來減輕病痛而不用服藥。一九九三年在歐洲，按摩療法是最先取得醫界肯定的輔助療法。其他如針灸療法、芳香療法、復健按摩及順勢療法都被傳統醫師肯定及推薦。尤其是當病患有持續性或長期慢性疾病，而藥物已產生不了任何作用時，醫生通常會建議患者轉向輔助療法求助。

保持自身的能量

輔助療法的觀念，須在社會的物質與心靈水準達到一定程度時，才能受到認同。而不論是順勢療法或是傳統醫學都還是偏向於對症治療，他們通常會將身體及心理上的問題分開。雖然"壓力"這名詞在十九世紀時還只是一種用來唬人的字眼，可是如今這種體內能量不平衡的概念，已經取得一般大眾的認同。

大部份古老的文化都保有一種觀念，那就是除了有形能見的血液循環及淋巴系統外，人體內還存在著微小的能源循環系統。他們稱之為"氣"。這是一種能產生活力，並連結身體、心智和心靈合一的能源。

一個有靈性的人總是充滿活力、開朗、健康及平衡的身心。如果有不均衡的現象，這個能源系統就會因為外在或精神上的傷害，而使本身陷入低靡的狀態。

對中國人而言，這些無形微小的能量，即我們所說的「氣」，是經由體內無形的經脈而運行。印度古老的吠陀經裡所指出的種種能源系統，建構起現代輔助療法的雛形，包括針灸療法、指壓及反射作用學。且就某種程度上而言，像芳香療法或其他的輔助療法，其目的都是要使體內這些無形的氣運轉順暢。

觸療法

另一個重要的輔助療法就是以撫觸的方式來治療。觸覺被視為人類最基本的需求之一，最近，美國邁阿密醫學院醫師帝芬尼·費爾德發現每日替嬰兒做按摩，可使嬰兒早熟、增加重量，且能提早出院。基本的按摩能達到舒解肌肉緊繃、安定情緒的效果。對心理感到孤寂或個性孤僻的人來說，按摩亦能幫助其肯定自我存在的價值，而重建與外在世界的關係。

觸療法是個頗受爭議的臨床治療技巧。顧問兼護士，珍－沙耶爾·亞當斯是一位資深的觸療法教師。在過去十多年來，珍·沙耶爾在英國曼徹斯特大學裡，成功地訓練了約一千五百名的護士及醫院工作者來實行觸療法。除此之外，她也為護士及助產士在輔助療法部門內，另創觸療法學系及增設相關課程。另外，同樣知名的克瑞傑－坎茲法則指出，觸療法的基本理論是建立在：疾病或身體不適的病源，是因為體內的能源阻滯不順。而在一連串的撫觸治療過程中，觸療法能重新調整體內的能源平衡，使病患放鬆自我，進而重新拾回本來就擁有的生命力。

所謂"良好感覺的原素"也可能是一種化學成份。有愈來愈多的證明顯示，人體皮膚是個很好的藥劑貯藏庫，能囤積自然的強力麻醉劑，就如之前所提，能分泌出放鬆情緒、抑止疼痛的腦啡。根據牛津大學的心理研究專家，彼得·克萊特醫師指出，摩擦皮膚以釋放這些麻醉化學成份，能幫助提高疾病的免疫力。

情緒治療

觸覺也是一項對情緒放鬆很好的催化劑。在二十世紀初期，心理分析師威廉·瑞奇已提出精神創傷有可能會被積貯在骨頭及肌肉內的前瞻性看法。瑞奇相信人體細胞組織是有記憶的。一旦曾受到創傷，往後的碰觸都會激起細胞記憶中的傷痕。如果妳很不喜歡別人碰觸到妳身體的某個特別部位，那可能是妳的下意

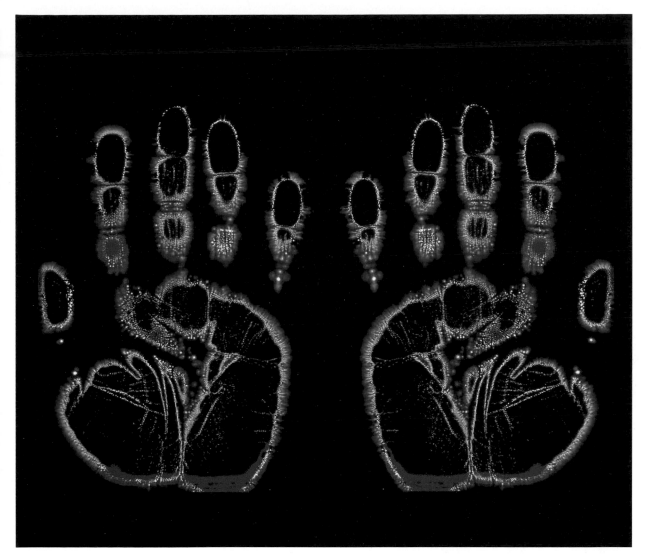

手上的能量：電子照像術能顯示出在治療期間，由手掌所散發出來的能量。

識直接聯想到，在之前曾遭受的意外傷害。而且一個習慣性的聳肩動作，和防禦性意味極高的縮肩姿勢，都可能是長期以來缺乏自信所造成。透過肌肉放鬆，瑞奇式的按摩被運用於釋放潛在的不安情緒因素，進而重新貯存已釋放的能源。

潔兒達‧波亞森是一位挪威心理臨床治療師，而且也是瑞奇主義的分析家。她研發的生化原動力已在英國及別處引起回響。她也發現那些被阻塞的能量，會以流質的型式困在肌肉及神經之間。一旦這些流質能量分散開來，就會使腸道做自發性的蠕動。潔兒達將這種腸內反應，和中國哲學認為人體內每個器官都有形體及形上兩種意義結合在一起。也就是說依形上學

來解釋，壓力已經被腸道所消化。瑞奇派的治療師用聽診器傾聽腸胃蠕動的情形來做他們的研究。對他們來說，聽到腸胃發出轆轆聲或像水流的嘩啦聲，就表示體內的壓力已經被消化釋放。如果聽到類似潺潺的溪流聲，就表示妳有個健康的壓力消化系統。

事實上，所有的輔助療法都支持瑞奇有關壓力的理論，而且也有無數關於自發性情緒宣洩的例子，例如哭、笑或是突來的憤怒，就好像長期被壓抑在心底的記憶開始浮上檯面。許多治療師還會準備一些關於如何處理特殊情緒困擾的建議及技巧，或者是乾脆安排病患進行"說話治療"的課程。對精神治療師來說，這種結合觸覺及交談的治療方式也很常見。因此當妳接受精神治療時，如果肚子發出咕嚕聲，千萬不要覺得不好意思，因為那對醫師來說就如音樂一般悅耳。

療法綜述
如何善用輔助療法

舒解壓力和清潔療法
芳香療法

用途：芳香療法對於化解壓力是極佳的治療法，能幫助減少不安及失眠的困擾。

植物精油可控制及平衡皮膚上的問題，使緊張的肌肉放鬆，促進循環及呼吸系統，並增強免疫能力。芳香療法也是個很好的天然急救員。

使用途徑：臨床研究再度證實，特殊植物油的成份具有身體或心理上的療效。它們有安撫及鎮靜的作用，能刺激活力及舒解鬱悶，也能使體內的運作恢復正常。有些植物油甚至還有抗生、抗病原、抗菌及防腐的效果。

芳香治療師使用約三百種的植物油依照情況混合使用。這些植物油可利用按摩的方式，使之滲入皮膚表層內，然後再由血液循環帶到體內各器官。我們亦可用呼吸的方式，透過嗅覺神經傳入腦部，進而影響心情。這些植物油進入體內大約六個小時以後，便會隨著排泄系統排出體外。芳香按摩療法亦可適用於臉部及腳部。

花精治療

用途：花精能針對體內潛在的情緒狀況加以改善。花精被廣泛使用在消除壓力、憤怒、憂傷，或缺乏自信及自尊心較低的情況。

使用途徑：淬取花精用以治療，最早是出現於三〇年代，由病理學家及細菌學家艾德華·巴哈醫師所發明。直覺告訴他，某些花中的物質具有平衡情緒及個性的特點，亦能減輕負面的影響，增進正面樂觀的想法，及刺激對壓力和疾病的抵抗能力。巴哈從三十八種花株的葉子及花瓣中淬取出花液，之後將花瓣放在泉水中，置於陽光下曝曬約三個小時。最後再將這些水過濾保存下來。

我們可將淬取出來的花精水，直接滴在舌頭上，或是擦在額頭上、嘴唇上、手腕上、腳底及掌心，或者加入清水、潤膚液及沐浴精中一起使用。巴哈最著名的「抗感染製劑補救治療」已成為一種被大眾所推崇的萬靈丹，那是一種混合了岩石玫瑰、鳳仙花、鐵線蓮、虎眼萬年青及櫻桃李的製劑，能安撫受驚的情緒，安定驚嚇或是減緩憂傷及壓抑。

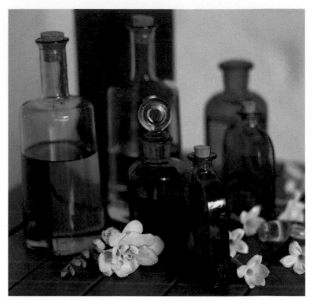

植物效力：芳香療法的原料能減輕痛楚及緩和緊張，也是振奮人心的良藥。

水療法

用途：適用於肌肉緊繃、關節疼痛、風濕、關節炎及支氣管炎或是長期性疲勞症候群。如患有心臟病、高血壓及對海藻碘過敏者，則請勿嚐試此種療法。

使用途徑：蒸氣室及土耳其浴都能同時清潔皮膚、放鬆肌肉和減輕疼痛。三溫暖、淋浴，或是腳浴都會使動脈及靜脈縮張，而能活絡循環系統。坐浴（一種坐在冷水中，腳卻泡在熱水裡，然後每隔一段時間交換）能活絡下半身，刺激脊髓的反射作用及增加骨盤部位的循環。坐浴通常用來治療經期不順、經痛，或停經後更年期所帶來的問題，以及長期性疲勞症候群。用濕毛巾及熱毯子裹身，則有助於解毒功能。這些振奮身體機能的療法，也被認為有增強免疫系統的能力。

另一種能有效放鬆的是浴療法。例如將整個身體浸泡在攝氏三十二度（即華氏九十度）的水中約二十分。妳可以加入一些松柏油來幫助循環，並加入燕麥片以減輕肌膚的敏感、乾癬及濕疹等問題；如加入一種名叫「奧地利摩爾」的泥煤，則能夠深入肌膚，放鬆肌肉；如加入海藻，則可強化肌膚的抵抗力，及促進新陳代謝。

腸道水療法

用途：適用於有類似關節炎，或消化排泄系統呈酸性發炎的狀況，或是像皮膚失調（如脂肪腺炎），以及乾癬或濕疹等症狀。腸道水療法的提倡者也聲明，此種水療法能提升體內能源的層次，以保持健康狀態。

使用途徑：參與腸道水療法的人士相信，經年的吸煙、喝酒，和每日吃著令人討厭的西方稠狀減肥餐，長時間下來都會損害消化及排泄系統。內臟和大腸被這些具有橡膠般強力黏性的垃圾物質，及一些不健康的微小有機物質所填塞。而腸內器官內壁的滲透性都很高，所以身體就會將這些毒素再次吸收，而造成自我毒害的過程。這就是醫學中所稱的「自體中毒現象」。而這種療法可以逐漸地將體內殘留的毒素去掉。

　　躺在一張墊子上，治療師將一跟導管插入妳的直腸裡。順著地心引力，輕輕用冷水和熱水交替地清洗大腸，而腸內的殘留物將會從另一導管排洩出來。治療師也會建議妳改變減肥食譜，最好是少吃含麩質及酸性的食物，而應多吃生菜沙拉及水果。他們還會推薦妳服用能幫助排泄正常的藥草。以這種治療方式治療的結果會使體能增加，肌膚有光澤，眼睛也會顯得炯炯有神。

觸摸及姿勢療法

整骨療法（按摩療法）

用途：適用於背部及關節的疼痛和緊繃，亦適用於風濕症、坐骨神經痛、關節炎和運動傷害，也適用於經前綜合症候群（PMS）及氣喘病。

使用途徑：整骨療法不只是處理骨骼問題，還能治療相關肌腱、韌帶及肌肉，使它們回復到原來的位置而能行動自如。在一個健康的肌肉骨骼系統下，我們能很自在平順的活動，但是如果姿勢不正確或長期背負太重的負擔，造成肌肉與骨骼間緊繃及傷害的話，就會導致平衡失調，也會導致肌肉及骨骼僵硬和疼痛。

　　整骨療法便是用系統化的按摩方式來達到肌肉骨骼的鬆弛效果。這些按摩師會用一連串有規律的運動及軀體伸展活動，將不適的關節回復到原來的位置。他們用按摩棒或觸診的方式來測量病患的體溫、情緒張力（緊張度）及反應。他們也會檢查妳原有的站姿、坐姿及躺的姿勢，以找出不平衡的病源。

頭骨－薦骨療法

用途：適用於頭痛、偏頭痛、鼻竇炎等問題，和壓力過大及坐姿不當所造成的肩部及背部疼痛。

使用途徑：屬於前述所提整骨療法的另一種診療方式，以減輕頭部至脊椎之間的不適症狀。在頭蓋骨（頭頂）及薦骨（脊椎末端）之間，有一個由微弱的脈動所組成的能源系統。因緊張所引起的能源阻塞，會影響到整個身體，因為每個器官、每條肌肉，及每個組織群都以神經和頭頂與尾椎系統相連結。簡單地說，就是之前所提到的，四肢關節僵硬會影響到頭頂到尾椎之間的循環，而使整個身體失去平衡。

　　這種療法是以輕觸來做到深層的放鬆。治療師相信，緊繃的身體會反抗外來的觸療，可是卻會接受較溫和的方式，所以這種治療只是簡單地將頭部、脊椎及其他部位支撐住，以便消除緊繃。而在治療過程結束時，患者將會覺得無比舒暢。

　　另一項頭骨－薦骨療法的重要工作便是對嬰兒的治療。治療師會建議出生六個月後的嬰孩做此檢查，以確定孩童頭骨內的軟骨已經回復原狀。因為在分娩期間，嬰兒經過產道時所受的壓力，或者是難產的嬰兒必須用產夾才能順利出生，凡此種種因素都會影響到頭蓋骨的發育。

細亞穌（SHIATSU）療法

用途：適用於情緒及生理上的壓力，尤其是有背肩緊繃、類風濕症、關節炎的症狀，或是有消化問題、偏頭痛、氣喘及失眠等問題。

使用途徑：細亞穌是日本式的指壓按摩，及不用針的針灸療法。利用刺激身體的經脈穴道來清除阻塞、重新平衡體內能源使之流暢，同時也能紓解囤積在肌肉內的乳酸及一氧化碳，以避免肌肉僵硬及阻塞循環。除了消除肌肉緊繃外，也可以紓鬆骨骼系統及體內器官，而且通常有益於情緒的放鬆。

　　除了腳底按摩必須脫鞋外，按摩通常都是著衣進行。按摩師通常會先把脈以了解病患的身體狀況，然後會用按摩棒輕按病患的背部及胃部。在細亞穌療法中，腹部被認為是顯示全身狀況的指標。按摩可能會感到疼痛或者毫無感覺，這些感覺主要是看病患的身體狀況而定。

按摩師以磨擦拍打及下壓的方式來按摩穴道，也會移動、舉起，或拉直病患的四肢。他可能也會以自己的手、臂、膝蓋及腳來幫助病患做出不同的姿勢，好讓體內的「氣」能順利地在經脈內流通。

反射學

用途：維持體內的能源及健康。適用於消化問題、便秘、腿部浮腫及腳踝腫脹，以及腹部腫脹、月經不規律及停經等症狀；也適用於壓力、疲勞、偏頭痛及皮膚上的問題。

使用途徑：這是一種以按摩腳底，或是手上的反射神經點來治療全身。因為身體內穴道的主要經脈（能源道）會集中到腳底，所以腳底的每個部份都關係著身體的某一部位。利用腳部按摩以刺激身體的相關部位，治療師能藉此療法以紓解患者的壓力，解決滯留不順的問題，也能強化能源、血液及淋巴在器官之間的循環。

　　只須一個小時至九十分鐘就能做完整套的腳部按摩。治療師會以有力的手指及姆指來遍壓腳底、腳跟和腳踝附近。反射學家認為充血的感覺是因為皮膚下有塊狀結晶。治療師就是要將這些充血凝塊打散。對一個有充血凝塊的病患來說，充血地區就會變得敏感，這種感覺的程度可能從輕微的刺痛到極酸的感覺。

雷氣療法（REIKI）

用途：適於放鬆肌肉緊繃及一般性疼痛，也能增進免疫系統，如對於愛滋病原的抵抗力。而「雷氣」也是一種很有效的自我開發工具。

使用途徑：這種頗具爭議性的現場治療法，已成為在歐美地區快速成長的療法之一。這是在十九世紀中期，由邁可‧尤蘇醫師所發展出來的治療方法。雷氣大致上是指宇宙間流動的能量，即日本所謂的「宇宙之氣」。實行者須將自己當做是宇宙能源的領導者。

　　實行者相信雷氣有助於身體的平衡。在九十分鐘的治療過程中，實行者要將雙手高舉在頭頂、身體、額頭及背部之上各十分鐘。這種療法也適用於局部治療，如關節痛或頭痛。患者會有發熱及刺痛的感覺，或是有輕微的能源脈動感。之後便會覺得全身放鬆或是有被充電的感覺，而且不再感覺疼痛。

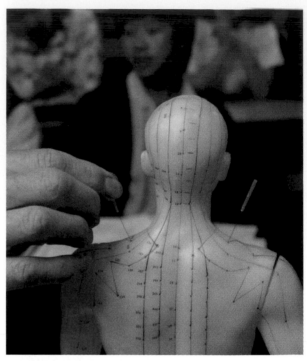

輕拍經脈：針灸插入身體的細微能源通道，我們稱之為經脈或穴道。

亞歷山大技巧

用途：適用於情緒不安、關節炎、氣喘、背部下方疼痛、壓迫感、疲勞、頸部及肩部僵硬、胃腸潰瘍、高血壓、習慣性扭傷、呼吸不順、頭痛及泌尿生殖系統的問題。

使用途徑：亞歷山大技巧是一種新的姿勢矯正法。這種方法教人如何坐、站及優雅的行動，而不會壓迫到身體的任何部位。使每個人都培養出一套嚴謹的姿態習慣，以控制內在的潛能。關節僵硬、呼吸急促、循環系統阻塞、背痛及寡婦駝，都是我們這個懶人時代，總是抱著電腦鍵盤的現代人所容易發生的症狀。不良的姿勢也會影響心理狀況，例如憂鬱的人都傾向於毀滅自己，而且很難忍受困境。亞歷山大治療過程，通常是以一對一的方式進行。在第一階段的過程中，老師會先評估學生的站姿、坐姿、躺姿及走路的姿勢。當老師引導學生如何做最正確的姿勢時，學生就會慢慢在練習中學到正確的姿勢。

中國及印度療法

中國針灸療法

用途：適用於背痛、頭痛、靜脈竇炎、氣喘、月經不順和停經，以及結腸炎等問題。中國的針灸術也能解決情

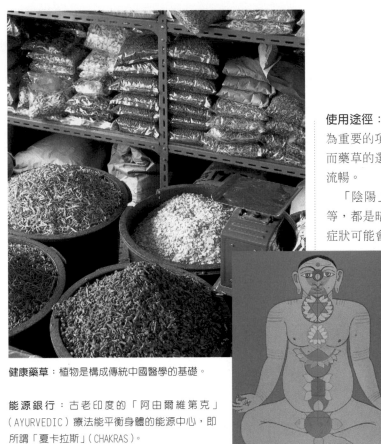

健康藥草：植物是構成傳統中國醫學的基礎。

能源銀行：古老印度的「阿由爾維第克」（AYURVEDIC）療法能平衡身體的能源中心，即所謂「夏卡拉斯」（CHAKRAS）。

使用途徑：「本草綱目」（藥草學）是傳統中國醫學裡極為重要的項目。中醫也要配合著飲食及運動進行治療。而藥草的選用主要是維持陰陽的平衡，及「氣」循環的流暢。

「陰陽」主要是分為八大項。例如冷和熱、空和滿等，都是暗示著體內潛在疾病的不平衡形態。「熱」的症狀可能會臉紅或發燒，這時就須以冷性草藥來加以平衡。反過來說，「冷」的症狀可能會出現脈博虛弱及舌苔等症狀，這時候就得配以有刺激、熱性的藥草來調和。中國醫學也強調，情緒會引起生理上的問題。古老的書本上就記載：強烈的情緒現象會傷害體內的某些相關器官，例如：高興和驚訝都會影響到心臟；生氣會減弱肝臟的功能；擔心、緊張，及過度集中精神會影響到脾臟；而憂傷對肺部不好；害怕的情緒則會傷害腎臟。

阿由爾維達（AYURVEDA）療法

用途：這是一個完整的身體、情緒及心靈治療系統。

使用方法：阿由爾維達是印度的傳統醫學，它起源於三千年前。它強調身、心及靈的平衡；內容則是如何平衡體內的多種能源（印度文：gunas）。這些能源被分為三種不同的特質：沙特瓦（sattva）：代表智慧及統一；哈佳斯（rajas）：代表主動；和塔瑪斯（tamas）：代表被動。另外還有五種寶沙斯（doshas），即五種元素，每種元素都和體內的某一部位相連結；泰寶沙斯（tri-doshas），即生化能源，是從畢塔（pitta）、卡發（kapha）及瓦塔（vata）衍生而來。畢塔能提供熱氣及控制新陳代謝；卡發是掌管成長與結構；瓦塔則產生所有肢體的運動。

「阿由爾維達」的另一個重要項目，便是利用節食來平衡「寶沙斯」的失調。不同的食物群也有他們自己的特質，同樣也能如同情緒般，影響生理上的能源。再加上按摩、冥想及運動，使得「阿由爾維達」成為一種神聖的哲學。而其中最為人所知，也是最受歡迎的，便是瑜珈。（見第111頁）。

緒壓力、憂鬱、長期疲勞，及風濕痛、腦脊椎炎、痛風及關節炎、過敏和消化方面的問題。針灸也可用於其他方面的治療，如煙癮、嗜食症、吸毒及酗酒。

使用途徑：針灸是中國醫學領域裡一個重要的項目。他們相信「氣」，或者是生命力，會經由體內的十四道主要經脈，由雙手、雙腳，及身體各部位匯向頭部。順著這些經脈運行，我們會發現約有二千個穴道（或能源點）分佈於全身。而體內的「氣」，就是從這些穴道進出身體的。

當背動的「陰」和主動的「陽」達到平衡時，「氣」可以很平順地在體內流動。而當壓力太大、飲食不良、憂鬱、受病毒感染，或是精神太過緊張而造成陰陽失調時，體內的「氣」就會阻滯不順，身體也就容易遭受感染。針灸是將一種極細、約2.5公分長的不鏽鋼針插入穴道中，以重新平衡和刺激在體內運行的「氣」。

中國藥草醫學

用途：適用於皮膚病症、消化不良、月經不順及停經等問題，也適用於慣性疲勞、風濕痛等症狀。

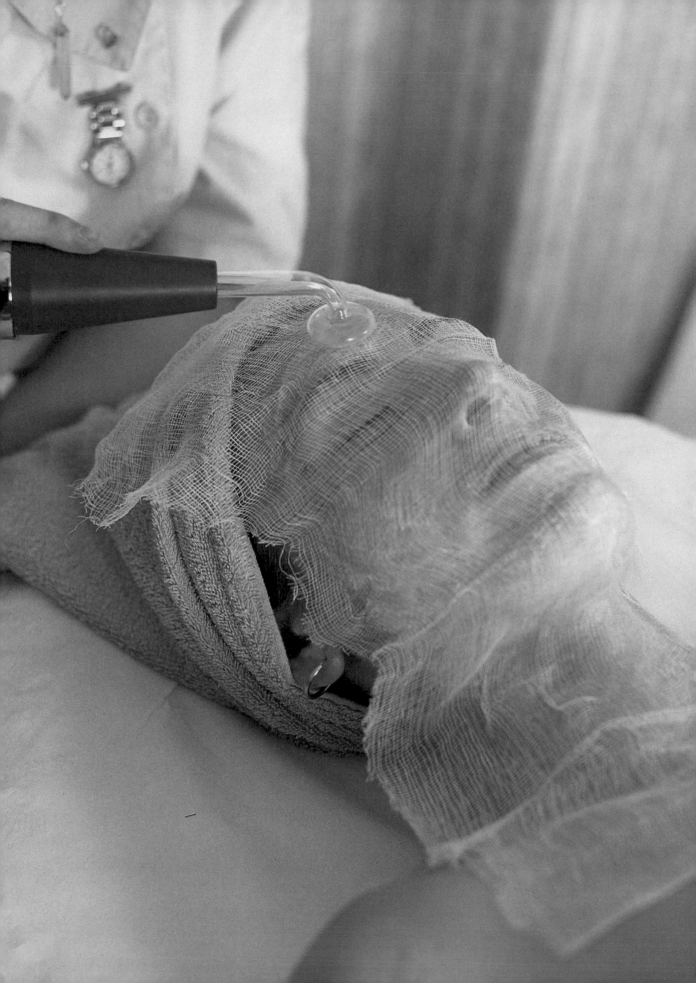

第 7 章

高科技處理

當今外科和矯正外科手術處理的範圍相當廣，據估計：在英國每年，而在美國每星期有十萬件的整型外科手術。不一樣的高科技處理，能達到什麼樣的效果呢？本章提出各種選擇，你可依此開始評估整型外科手術是否適合你的需求。若你決定進一步研究這些方法，記住在進行手術前，要找有信譽的整型外科醫師諮詢，並查核為你進行手術的外科醫生之資格：是否有合格的團體為他背書？是否為外科醫生學會的會員？他的專長是什麼及有那些經驗？而你的期待也要實際：一個有道德的外科醫生，會說明對你而言什麼是實際且能達到的效果。徹底地了解手術情形，包括所有步驟及復原時間。

臉部拉皮
追尋更年輕的臉龐

　　拉皮是最常見的整型手術，拉皮最理想的年紀是四十至五十歲，此時皮膚仍具彈性且骨頭構造容易定型，如此可延後老化的徵兆約十年。臉部拉皮可抬高你的臉龐，使妳的外貌明亮，看起來愉悅樂觀，整體看來也較不會有憂傷的感覺。然而，拉皮並不能去除表層線條，如：眼角魚尾紋及唇邊的皺紋，對鼻子及嘴巴的深皺紋效果也很小。同時，眼睛也許仍會感到沈重，眼袋仍然會存在。因此，有許多人也同時拉眼皮，如此可以更完整地呈現年輕化的效果。

臉部拉皮、隆額和眼部拉皮

　　有六種臉部拉皮的方式，每種分別適用於不同的臉部區域。另外還有隆額和眼部拉皮。下頁表中列出各種方式的詳細情形，你可評估其優劣點。

　　如果你決定進行臉部拉皮，那麼通常約有三星期不能工作--需住院三天，並至少在家休養二星期。手術後，你的臉部會感覺腫大、拉緊、麻痺、僵硬、疼痛，至少會持續十四天。你也可能會感到頭痛、發癢和沮喪，應盡可能避免照射陽光和激烈運動，激烈運動可能會造成傷口內部出血。二個月內，你的臉將會恢復正常。請記住，雖然永久的神經傷害可能性很低，但麻痺的情形可能會持續六個月左右。此外，疤痕、外顯的紅色蛛網狀血管、髮際線的改變及暗色區域，在傷口消退後，可能都會是長久的問題。

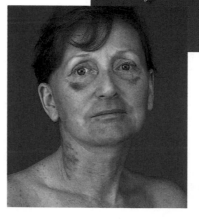

十二週後：臉部看起來較手術前柔軟，較不會繃緊與疲倦，並且看起來更機靈、年輕。

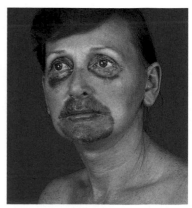

五週後：眼睛下方的傷口和嘴巴周圍區域的粉紅色，是手術後唯一能看得到的異狀，化粧可有效遮蔽。

手術：眼瞼整容、唇部周圍磨皮和下臉部拉臉一週後的情形。

八 種 基 本 臉 部 拉 皮 的 方 式

	適用	範圍	風險	復原時間
迷你拉皮	想避免大手術的人。	從太陽穴切一條線至耳前，再切至頭皮後，然後將皮膚拉起、拉緊並切掉多餘部份。	也許只能維持短期的效果，在六個月後，傷口收縮時耳朵可能會變型。	約二星期。
SMAS拉皮	額線問題，如：下頰鬆弛、雙下巴或頸部皮膚鬆弛，此為標準的臉部拉皮手術。	傷口較深，可容許皮膚和SMAS（表層肌肉－腱膜系統）被拉起。因下臉部和頸部的肌肉被拉緊，所以皮膚也回復更年輕的線條。	可能會有明顯疤痕，臉部神經有可能會受到少許的損害。	約三星期。
擴大SMAS或深入層面拉皮	鼻子、嘴巴的深凹紋，頜部下垂和頸部皮膚鬆弛。	切向鼻子的較深切口，SMAS在下巴韌帶正下方拉起，以拉緊臉的下半部和頸部。	神經受損的風險增加，但腫脹情形會比標準的SMAS拉臉手術輕微。	二到三星期。
組合式拉皮	眉部、眼部下垂和頰袋到鼻、嘴之間的深溝紋，下巴鬆弛和頸部鬆弛。	主要的操作方式是結合擴大SMAS拉皮、眉部整型及下眼瞼手術。	臉部神經受損風險增加，並且頭皮知覺會產生變化。	腫脹時間可能會長達六個月。
基本臉蓋部位拉皮	眼部區域和鼻子到嘴部之間的線條。	從嘴巴內側切入，不傷及頰部。傷口從耳部跨過頭頂到另一耳，使醫生能從骨頭下面穿過，以移除最深層的脂肪。	頰部區域感染，頭皮傷口處頭髮脫落永久的知覺改變。結果會變得相當神奇：頰部平坦和眼睛向上傾斜，看起來有點像東方人的臉。	腫脹持續六～十二星期。
內視鏡臉蓋部位拉皮	上三分之二臉部。	使用小孔手術的精密基本臉蓋部位拉皮。在頭皮上切5個小口，並在下眼瞼內側切一個小切口。將光纖內視鏡從其中一個小切口伸入，再從另一小切口插入細小的鑿取工具，將脂肪從骨頭上挖出。	如基本臉蓋部位拉臉手術，頰部和前額可能會永久麻痺，內視鏡所造成的傷口較小，但因對整型手術而言屬於新技術，長久影響尚不清楚。	如基本臉蓋部位拉皮手術，通常手術後六週，臉部活動的限制即可減少。
眉部（整型）	看起來生氣、愁苦或疲倦的外觀、濃眉和下垂的眼睛。拉眉部可改變眉頭的水平線條。已可用雷射或膠原蛋白處理。	此為一種內視鏡技術，由頭皮前緣進入，以將皮膚拉離骨頭並上拉，因此會在此處留下傷口。眉部用膠或螺絲固定，四～六天後移除，眉部上的肌肉附著力會減弱。	前額自然的運動無法恢復，不能揚眉，或永遠看起來都是一付受驚的表情：二邊眉毛會不平，看起來一高一底。	傷口在十天內平復，十四天內恢復知覺，且能揚眉，傷口處的頭髮要三個月左右才會長回來。
拉眼皮（眼部整型）	眼瞼下垂、眼瞼腫脹和下眼袋，但不適用於減輕黑眼圈（見下節雷射處理）或眼角皺紋——雖然皺紋或許會平整一些。	手術從上眼瞼移除多餘的皮膚和脂肪，從眼部下方移除脂肪袋。上眼瞼的疤痕隱藏在摺痕中，脂肪是從下眼瞼內側或從靠近睫毛線的切口移除，所以疤痕很小。小刀手術是基本方式，但外科醫生相信雷射手術的結果較好，且疤痕較少，故有增加的趨勢。	眼瞼肌肉受損，造成下垂情形。若切除太多皮膚，眼瞼會太緊。若從下眼瞼除去太多脂肪，會造成「鞏膜外翻」，即內緣翻出，而露出太多的眼球。疤痕可能會腫脹，眼型會改變，眼睛會常流淚或不易閉眼而覺得乾澀。	此手術需一般麻醉且住院一晚，傷口及腫脹在十天內可回復，但眼瞼失去感覺的時間可能持續達三個月。

身體手術
尋求完美的身材

完善的準備和悉心的事後照料，可加速復原並減少整型手術所造成的傷害，且大為增加你所預期的結果。準備做整型手術時要進行下列程序：若有需要則減肥；停止抽煙；節制飲酒，在手術前二星期完全禁酒；在手術進行前二週必須增加維生素C的攝取量，份量為每日最低需求量的二倍；手術前一星期山金車（arnica）的量增至每日四倍；在手術前和手術後服用棘皮動物（echinacea）抽出物；手術前二週和手術後三星期避免服用阿斯匹靈。另外，在手術前後，身體要多休息，並用橄欖原油塗抹受損皮膚，以減輕疼痛和減少疤痕。

高科技處理的評估

整型手術能達到什麼效果呢？拉皮並不能完全抗拒地心引力：在四十歲作拉皮手術，效果平均能維持十年，而在六十歲只能維持五年。若你的伴侶已決定離開你，拉皮手術並不能阻止他，也不能令你看起來年輕二十歲或停止時鐘的轉動；然而，整型手術可以幫助你，以你所能接受的速度老化。

下面列出最常見的老化徵候，以及處理這些徵候的整型手術類別。其中，有些只是輔助手術：例如注入膠原蛋白以修整唇部和線條，注入肉毒素以修整眉頭線條，或以雷射進行脫皮，以化學和果酸療法脫除受陽光傷害的皮膚等。

臉部下垂：特殊區域的六種拉皮方法，加上眉部拉皮、拉眼瞼和降低下眼瞼以使眼部區域明亮（見121頁）。

線條和皺紋：以雷射、化學和果酸脫皮，清理皮膚和放鬆皺紋。在眉頭注入肉毒素以麻痺肌肉且平滑線條，在嘴巴周圍注入膠原蛋白和植入Gore-Tex可平滑皺紋。

雙下巴：直接從皮膚下方移除脂肪。

火雞頸：以拉皮方式將鬆弛的皮膚拉緊。

頸環：拉皮，加上化學或果酸脫皮，可軟化但不能去除環紋。

胸部下垂：將乳房縮小以收縮乳房，並拉高胸部以使乳房高接胸壁。

胸部小而平坦：植入增大，或植入後重塑。

手臂鬆軟：拉緊鬆弛的皮膚以縮小臂圍，但疤痕明顯。

手部皺摺：皮膚切除沒什麼用處，利用雷射和化學脫皮去除老人斑，幫助平滑皮膚，並可稍微收緊鬆弛的皮膚。

下垂的腹部：利用腹部整型去除伸張的肌肉、鬆弛的皮膚和多餘的脂肪，從腹部將脂肪抽出。

臀部下垂：將臀部拉高，但疤痕明顯。

臀部和大腿凹凸不平：抽除多餘的脂肪。

靜脈腫：雷射處理、靜脈剝除和硬度治療，提供了不同的治療效果。

膝部和踝部腫大：抽除該區域多餘的脂肪。

改善變型的曲線

	適用	範圍	風險	復原時間
縮小	沈重、晃動的胸部，會造成痛苦或令人困窘。	切掉乳房部份下層組織，然後移動乳頭的位置。環乳頭切開皮膚，再從乳頭切下至褶折下部，並沿著褶折部位自成錨型。乳部疤痕比其他部位都大。	乳房二邊高低不平，乳頭高度不自然，並有暫時性的麻痺，且可能會遭感染。若在手術時乳腺受損，會影響哺乳。	住院一～二夜，休息二～三週。傷口約持續十二個星期才能恢復，需穿著支撐胸罩。
提高	懷孕或哺乳後，乳房下垂且乳頭下移。建議在生完小孩，不再懷孕後進行。	在胸壁上將乳房組織提高，切除多餘的皮膚，並重新定位乳頭。乳房在手術後，看起來會較堅挺，但尺寸不會增加。若手術後乳房看起來太小，外科醫生會建議植入增大尺寸。	疤痕與乳房縮小手術相似：垂直傷口縫合後或許會太緊，以致可能將乳房拉平和拉成方形，大約需六個月的時間後才會放鬆，產生較自然的圓形。乳房和乳頭都會失去感覺。	同乳房縮小手術。
增大	懷孕後乳房收縮或下垂、天生小乳房，或乳房手術後重新整型。	在腋窩或乳暈周圍開個小口，然後將植入體置於胸壁前面或後面——依其胸部的天然形狀和飽滿程度及需要而決定。小針美容現在也用此手術，傷口很小。	乳房兩邊高低不一，乳頭失去感覺，植入體可能會迸裂，在植入體周圍會形成增厚的內部疤痕組織，並且會變硬，造成乳房疼痛。	住院一晚，一星期內疼痛和酸痛會減緩，十天後可以開車，三星期後可以運動。必須穿戴支撐胸罩一個月。

臀部、大腿和肚子

	適用	手術範圍	風險	復原時間
抽脂	四十歲以下的女性，體重超出其理想體重6.5公斤之內。抽脂是一種區域性的脂肪去除手術，鞍袋形大腿、壺狀腹部效果最好，亦可減少膝部和踝部的脂肪。	一種精確的手術，在皮膚上切開小洞口，伸入中空管狀儀器，注入會溶解脂肪的鹽液和腎上腺素混和溶液，此種溶液可將脂肪與肌肉分離。但是在臀部和大腿的脂肪細胞相當結實，外科醫生必須用力地將管子來回反復抽動以攪動脂肪袋，然後再抽吸脂肪。亦可使用雷射和超音波將脂肪細胞液化。	每次手術只能除掉不超過3公升的脂肪，否則病人可能會受到傷害，並有可能發生致命的休克。血管可能會受到損害。如果皮膚是鬆弛的，表面的皺紋會更嚴重。如果脂肪沒有平均吸除掉，會產生波浪狀的起伏外表。超音波會將皮膚灼黑，並造成麻痺。	住院一晚，另外還要24小時穿戴加壓服裝，至少穿三星期。不住院的話，最多只能抽掉1.5公升的脂肪。疼痛和僵硬是常見的情形，腫脹需三到六個月才能回復。
縮緊下腹部（腹部整型）	伸展的肌肉、鬆弛的皮膚和堆積的脂肪（尤其在懷孕後），以及剖腹產或子宮切除手術後變型的腹部。本手術只在不再懷孕後才可考慮。	在恥骨上方橫跨兩臀並圍繞肚臍切一完整的傷口，抽吸掉多餘的脂肪，將下腹皮膚和脂肪從肌肉上分離、拉緊。切掉多餘的皮膚和脂肪，再把它縫合好。重新開個洞做肚臍，因它已拉出並移位了。四十歲以下的女性，有時亦可使用「迷你縮緊法」，以內視鏡處理。	非常疼，且傷口疤痕大，腹部也許永遠也不會再恢復平滑，神經會受損和僵硬。在手術進行中，可能會經由傷口而造成胸腔感染。	至少住院一個晚上，手術後至少必須穿戴加壓服裝三個星期。腫脹可能需長達六個月才會消除，疤痕消失需十二個月以上。

外科手術替代方案的種類

膠原蛋白

在美國非常普遍，每個星期有二千次注射的例子。膠原蛋白可填充入鼻子到嘴巴之間的皺紋、眉頭線條、粉刺坑洞和凹下的疤痕。經稀釋的成份，可用於眼角皺紋和眼睛周圍。膠原蛋白是一種蛋白質，以超細針頭注入已塌陷成條紋狀的真皮內，可使皮膚的基礎結實、豐滿。它是從牛皮提煉的純化萃取物。要完全填充塌陷區域，需處理二或三次，每次間隔二個星期，其後該區域將需每三至六個月再隆一次。膠原蛋白亦可直接注入唇部，以使其豐滿；或注入上唇外圍，以強化嘴唇上部的輪廓，每隔數個月需再隆一次。

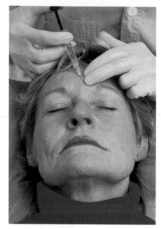

額頭皺紋的預防：注入肉毒素，以麻痺額頭的肌肉。

ARTECOLL

是膠原蛋白與異丁烯酸甲酯製成的微膠球相混合，注射後三個月內，皮膚會產生天然的膠原蛋白纖維，包覆塑膠球並固定在原處。此種方法仍需再隆，但其效果可持續長達三年的時間；在唇部，只可維持二年。

HYLAFORM 膠

一種相當新的處理方式。此種膠包含玻尿酸酵素，這是皮膚的一種天然成份，可使細胞間的連接組織豐滿和具緩衝效果。因為無免疫原，人體接受其注射，不會有排斥反應。注射後，皮膚會腫脹、發紅並有瘀傷，但相當輕微，並可在數天內回復。建議每隔五～十二個月再注射一次。

GORE-TEX

這是一種合成纖維，廣泛使用於外科手術中以重建組織。在整型手術中，用於植入皮膚中，以填平鼻子到嘴巴之間的皺紋和增厚薄唇。與膠原誕白質相比較，它不具過敏性且可持續使用，並可再施以手術取出去除。皺紋填平是一種門診手術，只需局部麻醉即可。疼痛和腫脹是無法避免的，約需要一個星期才能恢復。在英國，Gore-Tex准用於唇部的整型處理；而在美國，只准許用於填平皺紋。

BOTOX

肉毒素被用來矯正額頭深紋的情形越來越普遍。少量直接注入肌肉會造成暫時性的麻痺——無法皺眉或揚眉。亦可用於處理眼角深紋，五天後紋路會變得較不明顯。然而亦有風險存在，如果麻痺的肌肉不對，可能會造成眉毛下垂，直到肉毒素效力消退——通常約三～六個月。

磨皮，化學和果酸脫皮

坑洞、粉刺遺留的疤痕、表層紋路和雀斑的傳統處理方式是磨皮。這種方式是在局部或全部麻醉的情況下，以轉動的金屬線刷或菱形金鋼砂輪狀磨石磨去皮膚表層，以刺激產生膠原蛋白和平滑的新皮膚。皮膚

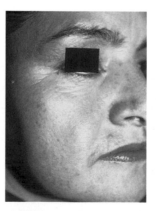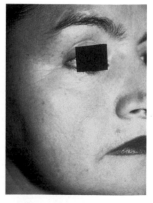

化學脫皮：上列圖片顯示出手術前（左圖）和手術後的差異。

雷射和其應用

	使用的雷射	手術狀況	風險
紋路、皺紋和粉刺疤痕	二氧化碳	雷射在皮膚上來回移動，將表層皮膚燒掉，促進新皮膚的生成。表層重建作業最好是在白晰的皮膚上，因其比黑色皮膚更易吸收雷射光。在手術區域上，手術前和手術後都要塗上漂白乳霜，以防止不均勻的色素沈積。唇部周圍的線條可以用此法處理，有時手上的紋路亦可。手術成功後，皮膚看起來會較平滑且結實。指甲受真菌感染的人，需另外塗藥，以避免交叉感染。鬆弛的頸部皮膚用雷射處理的效果不好，但疤痕較容易處理。此外，雷射並不能拉緊鬆弛的皮膚。	在表層處理手術後五天內，皮膚會腫硬，然後會發癢二至三星期。也許最大的痛苦是皮呈現亮紅色而且發亮，頗像嚴重的曬傷，此種情形約維持六～八星期。如果雷射穿透皮膚太深，發紅狀況會持續四個月。如果雷射光停留在同一區域太久，光束穿透最深層的組織層，會造成凹凸不平的疤。在嚴重發紅階段，必須穿著阻擋陽光的衣物，以保護脆弱的新生皮膚，新生皮膚照射到紫外線會起泡。
臉和腳上破裂的蛛網狀血管	脈衝染料和溴化銅	脈衝染料雷射可在毛細管內炸掉血液細胞，以消除蛛網狀血管，瘀傷會持續二個星期。溴化銅雷射可在血管壁上燒灼細胞，使其萎縮並死亡，在皮膚表層上產生的硬皮很小。用雷射只能處理很小的腿部血管，因無法深入穿透，且大的血管管壁較厚，但可與開刀割除處理方式一起使用——開刀用來處理深處血管，雷射則處理表層蛛網狀血管。	處理血管的結果是永久的，但無法阻止新的破裂血管發生。如果破裂血管及早發現，雷射處理會非常成功。
老人斑、棕色胎記和紋身	Q Switch Nd-YAG，紅寶石或紫翠玉	依據斑點的色澤選擇雷射種類，以「選擇性光熱分解」特性進行作業，有色素沈積的區域會較周圍的皮膚吸收較多的雷射熱。雷射將色素破壞成微小的分子，這些小分子會被人體代謝掉。	經二或三階段後，效果會永久持續。棕色斑點的效果比刺青要好，刺青的成功率只有百分之二十；精細的刺青也許需處理十五次左右，且病人常常會留下刺青褪色後的印記。太陽曬黑的皮膚很難處理，因為色素會像濾網一樣擋住雷射。
紅色胎記和葡萄酒污點狀疤痕	脈衝染料，Nd-YAG	有些胎記非常難處理，必須先做測試以決定使用何種雷射，以及該區域的反應如何。百分之八十的病例是使用脈衝染料雷射。	如同破裂的血管，要永遠消除胎記需經過數次的處理。

會很痛、流血、腫脹而後結痂，一旦痂皮掉落（七～十天後），柔細、紅潤的皮膚即顯露出來，腫痛復原約需三個月以上的時間。

化學脫皮是以酸燒掉表層皮膚。反應最激烈的是石碳酸——一種毒性物質，具腐蝕性——如果穿透太深會造成傷害。病人需先給予鎮靜藥物，且在處理後必須穿戴48小時的加壓繃帶。當繃帶脫下時，也會將表層皮膚扯下，相當痛。更廣泛被使用，且效果確定的是三氯乙酸（TCA）。它的過程簡便，只需在塗抹TCA於皮膚前，先抹上麻醉乳液即可。此種方式比較不痛且疤較少，但發紅情形仍會持續三個月。近來最普遍的是利用溫和的TCA或果酸的「迷你」脫皮法。一種最新的臨床處理是使用高達百分之九十濃度的乙醇酸，此種酸可促使皮膚表層剝離，不會引起長時間的紅腫或傷痕，亦不需進行麻醉，而且只需吃頓午餐的時間即可完成手術。

雷射

在整型手術處理方式中，雷射正迅速地取代開刀割除和化學脫皮等手術。這些連接電腦的高能量光束，可被集中以進行精確的切割，或以低能量散射的方式燒蝕或脫除皮膚表層。雷射可使醫生在進行手術時，控制得更好、更精確。例如，在手術過程中，雷射可封閉住血管，以減少流血和組織損壞。由於瘀血和腫脹較少，傷口復原也較快——只需二個星期，較傳統方式需要四個星期才能復原快得多。在表層重建過程中，外科醫生能精確地控制雷射磨皮的深度，老皮膚在表層重建處理後復原的速度像新皮膚一樣快。雷射作業速度也較快，病人只需短時間的麻醉，有時只需局部的麻醉。在一次手術中可進行二種程序——墊高，外加表層重建，不像傳統方法需間隔二或三個月的時間。

辭彙

Bisabolol：一種抗發炎劑，由甘菊（Chamomile）提煉而成。

肉精（Carnosine）：一種抗氧化劑，可抑制抽煙造成的自由基。據估，每支香煙可產生一千億個自由基。

神經醯胺（Ceramides）：自然存在於皮脂中，這些油脂在角質層的細胞間形成防水鏈結。含神經醯胺的乳霜能修復皮膚防衛機制的破損，並促進表皮上的細胞排列更平滑。神經醯胺亦可製成中空的油脂粒子，中間填充其他的皮膚保養成份。

幾丁質（Chitin）：從蟹和軟體動物的介殼抽取出來。幾丁質可保持溼度並與角質蛋白鍵結產生具伸展性的保護膜。它也是許多護髮產品的成份。

膠原蛋白：存在表皮層中，膠原蛋白可使皮膚豐滿和強健。添加在乳霜中的此種蛋白質，通常是從牛隻身上抽出的，曾被當作強化老化皮膚中衰弱的膠原蛋白之補充物。但現在已知道膠原蛋白分子太胖而無法滲入皮膚深層；不過，它們確實可使表層皮膚柔軟。

去氧核糖核酸（NDA）：位於細胞核中。DNA攜帶基因資訊並控制細胞機制。化粧品中的DNA是從植物、牛和羊的細胞或魚子中獲得，不能取代人體的DNA，但可滋潤皮膚。

彈力蛋白（Elastin）：螺旋狀分子，負責皮膚的彈性。化粧品中的彈性蛋白是從牛身上抽出的。用於緊膚乳霜，以促進表層皮膚的柔軟性。

必需脂肪酸（EFAs）：亞麻酸和ㄚ亞麻酸存在於蔬菜油中，例如：琉璃苣、宵待草、葡萄籽、麝香薔薇和玉米等。EFAs對身體而言是必需的，但人體不能自行合成EFAs，即使它們是細胞膜的成份之一。在皮膚保養品中，EFAs之所以能強化角質層的防禦功能，是因為它可強化該處的油脂。

Gatuline R.：從山毛櫸幼苗的嫩枝中抽取，據說可以大量增加皮膚的耗氧量。

白果：銀杏——自侏羅紀即已存在——的種子，很自然地可以聯想到它與抗老化的關係。它是一種抗氧化劑，據說有增強活力的特性。

甘油：從油和脂肪中抽出。甘油是吸溼柔軟劑，可幫助防止表層皮膚失水。

葡萄糖酸：輕微的剝離劑，與AHAs相比，對皮膚較不具刺激性，使用於敏感皮膚的產品配方中。

玻尿酸：存在於表皮中，可結合組織中的水份，是皮膚中的天然滋潤因子（NMF）之必需物。化粧品所用的玻尿酸是以生化合成從細菌中提取的，因其分子量巨大，所以不能滲入皮膚深層，但確實是極佳的平滑、豐滿皮膚的柔軟劑。

牛乳鈦：可促進膠原蛋白和彈性蛋白的支撐能力。

Nayad：beta-glucan的商標名，從酵母的細胞壁中抽取，據說能刺激皮膚的免疫細胞，促進修補和復原能力。

Panthenol：亦稱 pro-vitamin B5（維生素B5先體），可促進皮膚平滑和強化皮膚。

凡士林油：一種封閉劑，可保持皮膚上層的溼度。

磷脂：細胞膜的成份，保持細胞的抗力和防水性。老化細胞的磷脂較少，所以比年輕的細胞容易脫水。在乳霜中，磷脂可製造良好的保溼效果。

Salycilic acid：從金縷梅的樹皮、葉子中萃取，是一種 β-氫氧酸（BHA），有剝離效果，常用於粉刺保養品或與AHAs一起用於防老化乳霜中。

矽樹脂：促進保溼劑的「滑動因子」，幫助它們平均地滑動。Cydomethicone是一種很普遍的緊膚膠成份，可使它們光滑的滑動。

軟珊瑚（Soft coral）：是一種新世代的抗氧化劑。

角鯊烯（Squalene）：從鯊魚肝油中萃取，可保留皮膚表層的溼度，並有暫時性的拉緊效果。

二氧化鈦：有效折射紫外線和紅外線熱，並形成有效、無刺激性的化學防曬取代物。在打粉底時，它可形成光澤的底粧，其他用於光線折射的礦物色素，例如：鋯、三氧化二鐵和氧化鋅，也用於高防曬系數的產品中。

尿素：含強效氨基酸，可吸引並保持皮膚表層的水份。

城市之夢®

我們的城市　正在
衰退、轉變
我們的生活　處於
擁擠、無序
我們的消費空間　充滿
短利和物慾
身為城市人的你我
對大環境有什麼期待和夢想？

一系列充滿活力、秩序、夢想和健康的理想消費空間
即將誕生————

第一個「城市之夢」在安和路
讓所有的孩子和孩子般的大人
在這裡
體會活力、參與年輕、永遠年青

這個「城市之夢」擁抱1500坪
讓生活、進修、活動、消費
變得有趣味、有活力、輕鬆而健康

1997年12月的「城市之夢」
邀請保有童心、夢想、樂於關懷、勇於學習的
孩子和大人
共同參與、期待、築夢

大境開發　為您實現
一個「永遠年青」的城市夢想

大境開發股份有限公司
AVISION CORPORATION
Fax：886-2-5179715

1997年12月第一個「城市之夢」在台北市安和路一段27號
正式邀請您和孩子，和我們共同築夢

誌謝

感謝下列各公司慷慨地答應本書引用他們的圖片。

Steve Bartholomew: /You Magazine 96, Corbis UK Ltd: /Wolfgangkaehler
110/David Less 30/Phil Schermeister 116, Robert Harding: 8br, 8c, 16,
68/IPC magazines, Richard Waite 120c, 120tr, 120 br/Richard Lohr
48/Picture Works, M. Hacker 41tr/P-Rouchon 8tr/Catherine Worman 118,
Images Colour Library: 9b/, 9c, 31, 40, 41br, 85, 104, 106, 108cr,
108t, 117c, Janssen-Cilag: 17, Medicell, Futureshape Int. Ltd.: 64, 65,
MD Forte, Allergan: 124cbr, br, Pictor International: 9tl, 60, Retna
pictures LtdL Jenny Acheson 11, Rex Features: /Florence Durrand
125/Denny Lorrentzen 124cla, Schuarzkopf: 82, 89, Science Photo Library:
/Dr. Jeremy Burgess. 84/cc Studio 67tl/Mark De Fraeye 117tl/G. Hadjo,
Cnri 113/Dr. P. Mara22i 29tc/St. Bartholomew's hospital 29ca/Dr. H.C.
Robinson 49/nick Wall 67bl.

出版者和作者在此要感謝下列各公司及人員在籌備本書出版時
慷慨地提供產品照片。

Jane MoCorriston (Elizabeth Arden公司), Babyliss, Bobbi Brown Essentials;
Julie Robertson (Colourings美體小舖), Nicky Lyon-Maris (Clarins公司),
Sophie Peter (Christian Dior (UK)公司), Jonathan King (Denman公司),
Daniel Field, John Frieda Haircare, Gatineau, Sarah Griffiths (Estee
Lauder Cosmetics Ltd.公司) Cassandra Duncan (Lancome公司), Gwyn Davies
(Helena Rubinstein公司), Linsey Wooldridge (Revlon Press Office),
Schwarzkopf Ltd. Angela Wray (Wella公司), Charles Worthington.

我們已盡力表達對協助單位的感謝並聯絡每張相片的版權所有者，若仍有任何無心的過失或遺漏，Carlton
Books公司願在此致歉，並會在下次再版時更正。